嶋田先生 親の介護ってどうすればいいんですか？

嶋田一郎
SHIMADA ICHIRO

JN132780

幻冬舎
MC

はじめに

「親が高齢になってきて、この先どうなるのか不安です」

「急に親の介護が必要になり、何をどうしたらいいのか分かりません」

「親が住み慣れた家での最期を希望していますが、家族でサポートできるのか心配です」

長年、地域のかかりつけ医として訪問診療を行い、在宅での看取りの場に数多く立ち会ってきた私は、このような介護や看取りに関する家族の不安の声を何度も耳にしてきました。また、親が最期を迎えてから、「もっとできたことがあったのではないか」「もっとこうしておけばよかった」と後悔の念を口にする遺族も少なくありません。


私は1996年に大阪府堺市でクリニックを開業し、地域のかかりつけ医になりましたが、それ以前から基幹病院で20年以上勤務し、通院が困難な患者への訪問診療の必要性を痛感いたしました。開業して以降、訪問診療を担い、長きにわたり多くの高齢者の在宅医療、終末期医療に携わってきた経験から、家族の介護の在り方が理想的な最期のために重要であると強く実感しています。

とはいえ、ほとんどの人にとって親の介護は初めての経験です。介護の知識がなければ不安を抱いたり、看取りに後悔を残したりしてしまうのも無理もありません。だからこそ私は、一つでも多くの家族がお互いに「ありがとう」と言ってお別れができるような理想的な最期を迎えられるように、介護の知識を身につけ、準備をしてほしいと考えています。

理想的な最期を親に迎えてもらうための知識・準備は決して小難しい話ではありません。例えば、「老いのサイン」を覚えておき、親の老いの兆候に気づけるようにしていれば、準備のできていない状態で親の介護が必要になる事態を防ぐことにつながります。介護を始める際も、どのような行政サービスがあるのかなどを知っておくだけで格段に介護が楽になります。ほかにも「衰えていく順番」を覚えておけば、いざ弱っていく親を目の前にしても慌てずに対策を講じ、適切な介護を行うことができます。

そして、何よりも大切なのは家族で理想の最期の形を話し合うことです。それを共有しておくことで、家族みんなが前向きな気持ちで介護をすることにつながり、ひいては最期の「ありがとう」につながるのです。

本書では、親の老いを受け入れ、穏やかに最期を見送るための手がかりを記しています。介護や看取りに対する悩みや不安を少しでも解消し、親の介護について前向きな心構えを持つきっかけになれば幸いです。

嶋田先生　親の介護ってどうすればいいんですか？　目次

［第2章］ 元気な親の〝老いのサイン〟を見逃さない！

介護の準備が遅れないために知っておくべきこと

［第3章］いざというとき慌てないために！

終末期の身体・認知機能の低下を理解して適切なサポートや手立てを考えておく

［第１章］

介護は突然やってくる！
幸せな最期のために、
親が元気なうちに
家族で準備することが大切

本当に、介護は「突然やってくる」のか？

「父も母もあんなに元気だったのに、こんなに弱々しくなってしまうなんて……」

今まで病気や事故にも無縁で、元気に暮らしてきた親でも、いつか介護が必要になる時がやってきます。そしてそれは今日、突然訪れるかもしれません。

でも、それは本当に「突然」なのでしょうか？　もしかしたらもっと前から兆候があったのに、その小さな変化に気づかなかったということがあるかもしれません。

「人生１００年時代」を迎え、60代や70代でも現役で活躍している高齢者を見かけたり、メディアを通じて元気な高齢者の情報を見聞きしたりしていると、「年はとったけど、うちの親は元気だから今のところは問題ないだろう」とつい思ってしまいがちです。

しかし、誰でも年を重ねれば、肉体が衰えたり気持ちも弱ったりするのは当たり前です。ですから、ちょっとしたきっかけで介護が必要になるのも決して特別なことではないのです。

現在では75歳以上の人を後期高齢者と呼びますが、一般的にこのくらいの年齢になると、筋力と骨密度が60代の頃よりもさらに低下します。そうすると足腰が弱くなり、転倒などでけがをする危険性も高まります。そしてけががきっかけで入院して、そのまま介護生活になる例も珍しくありません。

親の介護が始まると、介護する子ども側の日常生活は一変することになります。仕事や家庭とのバランスをとりながら、親の介護をすることは決して簡単ではありません。

例えばそれまで元気に暮らしていた親が、急速に寝たきりや要介護状態になってしまい、介護に追われて仕事にも影響が出てしまうこともあります。あるいは自宅での24時間介護が困難で施設を探したものの、良い条件の場所が見つからず、途方に暮れる子どもたちもいます。このように、介護が始まってから準備を始めると、戸惑いと慌ただしさで混乱してしまうケースをよく見かけます。

そうならないためにもできるだけ親の状態に気を配って変化を見逃さないこと、そしていつ要介護状態になっても慌てないように、あらかじめ準備しておくことが大切です。

子どもを思う親心が、「介護が突然やってくる」と錯覚させる

以前と比べて現代は家族のありようも大きく変わってきました。共働き世帯や単身世帯が増え、さらには多くの女性が仕事を持ちながら家事・育児をこなしています。昔のように介護は妻、嫁、娘がするもの、というのは今では非常識な考え方です。

超高齢社会に突入し、平均寿命が延びて高齢者が増え、「老老介護」「介護離職」「8050問題」など介護問題も多岐にわたるようになりました。こうした事態に対応するため、2000年には介護保険制度が導入され、公的保険による介護サービスが受けられる仕組みができました。そのおかげで介護は家族が担うものから、社会全体で支えていくものという考え方に変わってきています。

内閣府が行った「高齢者の健康に関する調査結果」（2022年）【図表1】では、「将来、排せつ等の介護が必要となった時、誰に介護を頼みたいか」という質問で、最も多かったものが「ヘルパーなど介護サービスの人」（46・8％）という回答でした。

【図表1】 将来、排せつ等の介護が必要となった時、誰に介護を頼みたいか

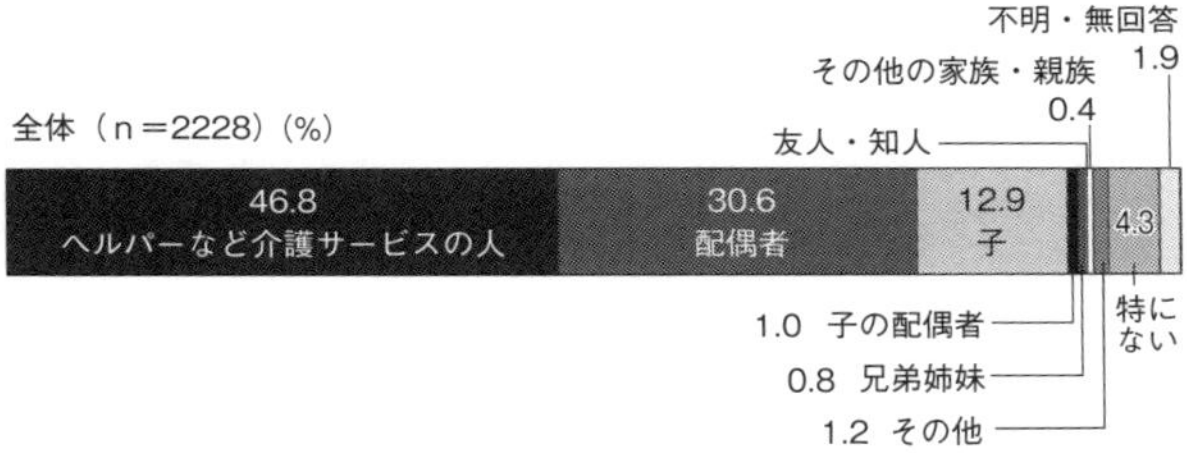

内閣府「高齢者の健康に関する調査結果」（2022年）を基に作成

また、「将来、排せつ等の介護が必要な状態になると考えた時の不安点」という質問に対して、「家族に肉体的・精神的負担をかけること」（65・6％）が最も高く、そのうち、配偶者と同居している人、子と同居している人の場合は7割を超えています。これは、家族のいる人たちは、将来の自分の介護について、介護する側の負担を第一に考えているということです。

私のクリニックの患者にも、毎日娘さんと電話で話すときだけは心配をかけまいと元気を装ったり、通院の際の息子や嫁の同伴を「迷惑がかかるから」と断ったりするという人がいます。今の親たちは子どもの苦労も理解して、自分が我慢をしているケースが多いのです。

元気なうちに親のかかりつけ医に会っておく

親はいつだって子の心配をするものです。

だからこそ、介護に備える準備として、親が元気なうちにまずは親の健康状態をしっかりと気にかけてほしいと思います。そのためには、かかりつけの病院へ子どもが親と同行し、現状を把握しておくことが、介護の備えの第一歩として大切です。

親の診察に毎回付き添うことが理想ですが、同居したり近所に住んでいたりする子どもでも仕事の都合で付き添いが難しい場合、遠距離に住んでいるなどの事情で付き添えない場合があるはずです。その場合は、定期検査の結果説明などの際だけでも付き添うとよいと思います。

元気そうに見えても実はこんな病気があったとか、健康状態がどうなっているかという説明をかかりつけ医から直接聞くことはとても大事です。それは私たち医者が、高齢の患者である親に説明をしても、その内容が子どもへ正確に伝わっているかどうか確信が持てないためです。また、高齢になると薬の種類も増えていきます。もし、救急で搬送されるような事態が起きたとき、親の持病や普段飲んでいる薬について説明できないとその後の処置に大きな影響を及ぼしてしまう可能性が大きいのです。

それでもなお付き添いが難しい場合は、一度かかりつけ医に電話をしてお互いの連絡先を交換しておくことが大切です。私は、状況が悪化する前に対策をとるべきだと感じた場合、子どもの連絡先を知っていれば、私から直接電話して相談することがあります。そうすることで親の現状を伝えることができ、介護保険制度の話やその後のサポートがしやすくなるからです。逆もまた然りで、久しぶりに会った親の体調が気になるときや、コロナの疑いがあるけれど対処法が分からないときなど、遠方にいてもかかりつけ医と事前に面識があれば、電話で相談することが可能になるケースもあります。

いざというときのために知っておきたい親の本心

私はかかりつけ医として、通院できない患者のために30年間、在宅医療に携わってきました。今のように在宅医療が一般的になり多くの人が利用するようになる以前から、介護が必要な高齢者の訪問診療を行っています。そうしたなかで患者の家庭環境や家族との関係などもいろいろと知る機会がありました。そこで感じたのが、やはり親と介護する子ども側との間で、親の病状が悪化した場合の話し合いがほとんどされていないことです。

厚生労働省が発表した「人生の最終段階における医療・ケアに関する意識調査 報告書」(2023年) によると、家族等や医療・介護従事者と人生の最終段階における医療・ケアに関することについて話し合ったことがある (詳しく話し合っている、一応話し合っている) と回答した人は、29・9%にとどまり、「話し合ったことがない人」が70%近くを占めています。

つまり親の介護が必要になった際の準備や話し合いをしている人は3割程度しかいないということです。突然の事態に慌てないためにも事前の話し合いは必要です。なかなか切り出しにくいのはごもっともですが、まずは親が元気なうちから、親はどんな気持ちでいるのか、どんなサポートが必要なのかを理解するために、親子で語り合う時間を設けてほしいと思います。

親たちも本音では子どもに介護してもらい、最期を看取ってもらいたいと思っています。しかし子どもたちに負担をかけたくないという親心から、それを言い出せなかったりわざと施設に入りたいなどと言ったりすることがよくあります。

だからこそ親の本心を理解したうえで、親子の双方が納得した形で介護生活を始め、そしてどんな看取りをするかを話し合っておくことが大切です。こうした話し合いがない場合、いざ命に関わる状態となったときに、いろいろな問題が起きてしまいます。

高齢の親を介護する子どもにとって、突然やってくるいちばん困った状況とは、命に関わる一刻を争う処置が必要なときです。延命処置をどうするのか、延命を希望する場合の気管切開や胃ろうなどはどこまで対応するのかなど、緊急搬送された医療機関で家族はさまざまな判断を迫られます。親と話し合っていない場合には、そうしたときに延命処置をしてもらうのか、自然な流れのままを受け入れるのか、簡単には下せない決断を子ども側が速やかにせざるを得なくなってしまうのです。

後悔から学んだ、大切なこと

親との話し合いが大切だと考えるようになったのは、私自身も話し合いも心の準備もないままに父をがんで亡くしているからです。30年以上前、がんは本人に告知しないことが当たり前で、進行がんを患っていた父には、本当のことを話せる雰囲気ではなく、私たち家族は真実を隠して、嘘を積み重ねていくだけでした。その間にも父のがんは進行し、病院での生活を余儀なくされました。そして最終的に病院で最期を迎えることになりました。

当時の状況ではやむを得なかったとはいえ、がんの告知を避けた結果、私は大切なことを伝える機会を失いました。そして、父が自分の余命を認識し、最期の時を大切に過ごす機会を奪ってしまったことを、今でも深く後悔しています。

私はこの経験を通じて、真実を伝えたうえでしっかりと患者と向き合っていくことを仕事に対するモットーとするようになりました。患者と話すときには「自分の父親だったらどう伝えるか」を考え、深刻な症状を家族に伝える際は「もし自分が父親（母親）だったらこうしてほしいと思う」として、患者と家族の双方に自分の最期について考える機会や話し合う機会を持ってもらえるように働きかけることを心掛けています。

また数年前、私も父親と同じくがんを患い、自らの最期について考えざるを得ない時期が訪れました。しかし、幸運にも早期発見が叶《かな》い、治療の効果で回復することができました。私はその経験も活かしながら、無理のない範囲でかかりつけの患者を中心に診察を行っています。

1996年に大阪の閑静な住宅街でクリニックを開業して以来、私は地域医療に尽力してきましたが、最近では、地域住民の高齢化が進んでいると感じています。長年診てきた患者も年齢を重ねるなか、訪問診療や自宅での看取りに対応することが増えてきました。そのため、長年付き合いのあるかかりつけ患者が在宅医療を希望した際には、できる限り最期まで寄り添うことを心掛けた診療体制をとっています。開業当初からの理念として、「かかりつけの患者は、可能な限り最期まで診させていただく」との思いで、症状だけでなく患者の心や生活背景、家族関係なども含めて、総合的な治療やケアを行う全人的医療を目指してきました。

開業当初は、今のようなケアマネジャー（介護支援専門員）という存在もなく、地域医療の現場として手探りの状態のなかで医療連携の重要性を感じました。そこで「一般社団法人　三つ葉の会」という会を自ら立ち上げ活動しています。医師をはじめ、訪問看護師、理学療法士、薬剤師、ケアマネジャー、介護福祉士など幅広い分野の人たちと連携して、地域一体となって高齢者を支える仕組みづくりをしています。

こういった地域連携の啓蒙《けいもう》活動の一方で、診察の際などに高齢の親を持つ子ども世代から、介護や終末期の看取りに関する不安の声をよく聞きます。そのたびに、介護保険制度をはじめとする公的なサービスなどについて話をするのですが、彼らの反応を見る限りでは、まだまだ市民に周知されていないのだと思い知らされます。

親を自宅で介護することもできるのに、サポートを受けるための機関や施設、手続きなどの知識不足からすぐに病院や施設などに入れてしまうケースがあります。逆に、親自身は自宅で最期を迎えたいと思いながらも、子どもに負担をかけたくなくて言い出せないケースもあり、子どもと親の双方に対して介護を取り巻く状況や利用できるサービスに関する正しい知識を知ってもらうことが急務だと感じています。

元気なシニアにも、「突然やってくる」介護が増えている

長年、地域医療に携わっていると、多くのシニアが年齢を重ねても活発に活動している

社会をとてもうれしく思います。しかし、そんなシニアだからこそ、「突然の介護」が必要となるケースが増えているような気がしてなりません。

彼らは、適切な食事や運動を心掛けるなど健康管理に対する意識が高いです。さらに、定年を迎えてもまだ現役で仕事をしていたり、スポーツや趣味、ボランティア活動などに積極的に取り組んでいたり、地域社会においても重要な役割を果たしています。最近では「アクティブシニア」と呼ばれて、定年後の生き方における一つのモデルになっているほどです。しかし、若い頃ならちょっとしたけがや病気で済んでいたことも、高齢者の場合、一気に要介護状態への引き金になってしまうことがあるのです。

典型的な例が転倒による骨折です。手術が必要となる骨折では、長期間の入院を余儀なくされ、結果として寝たきりの生活を送ることになってしまうことも少なくありません。また、例えば手術後にリハビリを受けて退院するはずが、入院中に誤嚥《ごえん》性肺炎（異物が肺に侵入することで発症する肺炎）を発症するとします。そうすると、しばらく絶食することになり、その結果、食べ物を噛《か》む力や嚥下《えんげ》（食べ物を飲み込むこと）が弱くなってしまいます。回復して食事を再開したところ、誤嚥して再び誤嚥性肺炎を起こし、深刻な場合には、衰弱してしまうこともあります。

さらに、一時的なオムツの使用などから尿路感染症（腎臓、尿管、膀胱《ぼうこう》、尿道などの泌尿器系のあらゆる部分の感染症）などの合併症になってしまうこともあります。あくまで最悪のパターンではありますが、結果として、元気に自立して暮らしていた親が、一つの症状をきっかけに急速に寝たきりや要介護状態になって、介護生活に突入してしまうことになってしまいます。

アクティブシニアには常にそうした危険が伴うことも、考えておく必要があります。たとえ元気に見えても、彼らもまた将来の要介護予備軍であることに変わりはありません。

親の介護で後悔しないための「準備」を

本当は家での最期を希望していても、親世代のなかには子どもの生活を考えて遠慮してしまう人もいます。一方で、親の本音を知りながらも、現実的には無理だと話す子ども世代の声も少なくありません。それは景気の悪化や社会情勢の変化などの影響によって、介護する側の子どもたちが直面している厳しい背景があるからです。

2025年には団塊の世代が75歳以上の後期高齢者となりますが、この高齢期の親をサポートする子どもたちは、39歳から52歳までの、今社会の中核を担う働く世代の人たちです。この世代の人たちは、景気低迷によって就職難に苦しみ、相対的に世帯収入が低く、結婚を望まない人も増え、結婚をしても晩婚や高齢出産も進むなかで、共働き家庭が増えたといわれています。仕事や育児の両立だけでも厳しさが増すなかで、追い打ちをかけるようにこれから親の介護が加わろうとしています。

いざというときに慌てることなく、介護によるライフスタイルの変化にスムーズに対応できるように子どもの側としてある程度の準備をしておくことはとても大切です。親の健康状態や生活習慣を把握し、介護が必要になった際に自宅介護か施設を利用するかなど、具体的な対応策を考えておくこと、そして介護サービスや施設の情報を事前に収集しておくことが求められます。また、家族全員で話し合い、各自の役割分担や協力体制を明確にしておくことも大事だと思います。

自分の親が、いずれ訪れる最期の時に対してどんな思いを抱いているのか本音を聞き出すことは、たとえ子どもであってもとても難しいものです。気軽に話し合うことができる土壌づくりを、親が元気なうちから始めることが大切です。そしてその話し合いの内容を実現するためにも、さまざまな準備が必要となってくるのです。

［第2章］

元気な親の〝老いのサイン〟を見逃さない！介護の準備が遅れないために知っておくべきこと

老いに対する心構えと知識があれば、親の介護は怖くない！

親と同居していたり近所に住んでいたりしても、親の身体機能の衰えや認知症の兆候などにはなかなか気づきにくいものです。しかし実際には「老いのサイン」ともいうべき変化が現れています。ただ初期の段階では、ある程度の知識を持って意識的に注意していないと見落としてしまいます。

転倒による骨折などによって、高齢者が一気に要介護状態になることは決して珍しいことではありません。つい先日も高齢の親の診察に付き添ってきた子どもが「あれほど元気だったのに、たった一度の骨折で急に介護が必要になる状態まで悪化するなんて思ってもみなかった」と私に訴えてきました。隣には、先月までは一人で歩いて診察に来ていたのに、骨折によるわずか1カ月の入院で、子どもに押された車椅子に乗り、入院生活で認知症が進み会話もままならなくなった親がいます。骨折で入院したはずなのに、異なる病気を次々に発症して身体は衰弱し、入院によって人とのコミュニケーションが減少して認知症が一気に進んでしまったのです。

長年にわたってその患者（親）のかかりつけ医を務めてきた私も、このような姿を見ることは本当につらいことです。もし、子どもたちが、親の老いのサインや負傷後の適切な対応に関する知識を持っていれば、例えば転倒を予防するなどの措置や入院後のケアなどを施して、もう少し違う状況になった可能性もあると思います。しかし、要介護状態になっても介護に対する心構えと知識があれば、思っている以上に親の介護を怖がる必要はありません。親の介護の準備が遅れないために知っておくべきことや、「老いのサイン」を知ることで、親の老いや介護をもう少し前向きにとらえることができるようになります。

世間話から親の望む介護を知ろう！

多くの人が定年を迎える65歳から、後期高齢者と呼ばれるようになる75歳くらいまでに、親にこれから先のことをざっくりでよいので聞いてみるとよいと思います。

ストレートに介護やその先のことを聞くのは、かなり抵抗があるはずです。病気一つしたことのないような親であれば「縁起でもない」と突っぱねて、それ以降は話ができなくなってしまうかもしれません。ならば、身近な人の話を世間話でもするように、話題に挙げてみると意外に無理なく聞き出せると思います。

例えば、近所の人や有名人が亡くなったときに「あんなに元気だったのに、〇〇さんが亡くなるなんてね。急にだったけど、心残りはなかったのかな」などと、親を主語にするのではなく、親と同年代であったり、身近な人が亡くなったりしたことを機にその人の死に思いを馳《は》せて、お互いに考えを述べてみるのです。一度にすべてを聞き出して、解決しようとするのではなく、世間話のようなものからお互いの考え方を述べていくことで、少しずつ親の考えを共有していければいいと思います。

一方で親が望む介護について、子どもだけが先走って不安を増大させる必要はありません。介護においては半歩先くらいで対応していくことを考えてほしいと思っています。

その半歩先を知るために、本人から希望を聞くことができれば最善なのですが、それが難しい場合は、近所の人、医療・介護関係者が知り得る、親が希望する情報、もしものときの相談先などの情報収集を少しずつ行っておくことです。

「いざ」というときが来ても「自分はいろいろな情報を知っている」という心の準備があ

れば、冷静に、後悔が残らない介護ができるようになるはずです。

親の言動に違和感を抱いたら、すぐに地域包括支援センターへ

親から「老いのサイン」や病気の前兆を見つけたならば、親のかかりつけ医に相談に行くと同時に、介護のプロたちが在籍している公的な機関である「地域包括支援センター」で介護に関する相談をしてみることが必要です。

本人が「病院に行くほどでもない」と、かかりつけ医に相談に行くことを躊躇《ちゅうちょ》していたとしても、状況に応じて診察を勧めるなどの適切なアドバイスを地域包括支援センターの職員がしてくれるのです。

「地域包括支援センター」は公的な高齢者相談センター（高齢者よろず相談所）として、日本全国に5000カ所以上設置されています。

介護を社会全体で担うという考え方のもとに2000年に制定された介護保険制度ですが、2005年に行われた介護保険法の改正により、地域包括ケアの体制を支える地域の中核機関として「地域包括支援センター」の設置が制定されました。

おおよそ中学校区に1つの割合（または人口2万〜3万人に1カ所）で設置されています。設置主体は市区町村なのですが、社会福祉法人や医療法人などが市区町村から委託を受けて運営していることもあります。相談に費用はかからないので、誰でも気軽に利用することができるのです（介護サービスを利用するようになった場合は、その費用がかかります）。

地域包括支援センターには大きく分けて4つの業務があります。

・総合相談支援（相談者に対して、介護サービスや制度の紹介）
・介護予防ケアマネジメント（要介護になることを防ぐための予防支援の実施）
・権利擁護（虐待防止や法的なことへのサポート）
・包括的・継続的ケアマネジメント支援（地域ケア会議や地域のケアマネジャーの支援や育成）

センターには、介護のプロである「保健師」「社会福祉士」「主任ケアマネジャー」などの専門職が常駐しており、彼らはそれぞれの専門職と連携して、高齢者、家族、介護予防サービス対象者の支援を行います。

「保健師」は、看護師と保健師の2つの国家資格を持ち、地域住民の保健指導や健康相談に携わる専門職です。主に、介護予防マネジメントを担当しています。

「社会福祉士」は、高齢者や障害者、貧困など日常生活を送ることが困難になった人たちを、福祉制度により問題解決するための支援やサポートをする専門職です。ソーシャルワーカーと呼ばれることもありますが、社会福祉士を名乗るには国家資格が必要になります。主に、総合相談支援、高齢者の権利擁護を担当しています。

「主任ケアマネジャー」は、介護サービスを利用するときに必要となるケアプランを作成するケアマネジャーの上位職で、利用者のマネジメント業務のほかに、地域のケアマネジャーへの助言やサポート、指導などを行う専門職です。主に、支援対象者や支援者の包括・継続的なマネジメントを担当しています。

親に介護が必要になったり、心配なことがあったりしたときは、まず〝親の住んでいる地域〟の地域包括支援センターに相談することが、介護の最初の一歩となります。

地域包括支援センターは電話相談だけでもOK

離れて暮らしている場合、親の住んでいる地域の地域包括支援センターにすぐに行くことができない人もいると思います。そういったときは、まずは電話での相談にも応じてくれます。急を要するような場合は、職員が親の住む家まで様子を見に行ってくれることもあります。親の住まいが遠く、仕事や育児が忙しくて帰省する時間がとれないなどの事情があっても、親の介護は早ければ早いほど家族の負担が少なくなります。そのため、どんなささいなことでもいいので、気になることがあれば、親の住む地域の地域包括支援センターにあなたなりの方法でコンタクトをとってください。

例えば、「定年を迎えた父親が引きこもりがちで、母親が嘆いている」といった「介護とは関係なさそうなことも相談していいの?」と思うかもしれません。しかし、高齢者の引きこもりはフレイル（介護予備軍）につながっていき、ゆくゆくは認知症を発症する可能性もあります。それを防ぐためにも早めの相談が大切です。事前に何かあったときの（何もなくても）連絡先を知り、そこにはどんな人がいるのかを知っておくだけでも十分に意味があります。

電話で相談を行う際は、担当者の名前を聞いておきます。引きこもりがちな父親の相談について、担当者は、地域で開催されているスポーツや文化教室、ボランティア活動を主催する団体など、問題解決につながりそうな相談先を紹介してくれたりします。

もしもそのなかに父親が興味を持ちそうな活動があれば、それを母親に伝えて、父親に参加を促してもらうことで、フレイルを防ぐことができます。それでも父親が家から出たがらない場合は、職員が家を訪問して、会話のなかから父親に適した介護サービスを提案することもあります。また、あなたの連絡先を教えておくことで、何かあったときは担当者から連絡をもらえることがあります。

相談が空振りに終わったとしても、通話記録は担当者の名前とともに残ります。次に相談するときに担当者につないでもらえば「あのときの……」と思い出してもらえます。親の家にたまにしか行くことができなくても、そうやって地域包括支援センターとのつながりを作ることができるのです。それだけでも、「困ったら、あそこに相談しよう」と心の負担が軽くなります。

とはいえ地域包括支援センターの職員とどうしても相性が合わなかったり、うまく関わることができなかったりするケースがあるかもしれません。そういったときは諦めてしまうのではなく、その地域を統括している「基幹型包括支援センター」に相談すれば話を聞いてもらえます。とにかく気になることがあったら、決して放置はせず、その都度、プロに頼って解決する習慣をつけることが大切です。将来的に親が介護を必要とし、子どもがそれを担うときには最大の強みとなるはずです。

自身が介護に関係ない場合でも、地域包括支援センターは「高齢者よろず相談所」という役割から、近所で虐待が疑われる高齢者がいたら、その通報も受け付けてくれます。独居の高齢者が近くに住んでいて、最近、見かけないという通報を受けて職員が訪問したところ、認知症を患っていた高齢者が一人で亡くなっていたという話も最近は増えてきました。超高齢社会において、地域包括支援センターは、どんな人にも関係のある公的な機関といえるのかもしれません。

地域包括支援センターの支援が親子の誤解を解決したケース

難病指定の病気になったAさん（男性）は、息子さんとの関係性がもともとあまり良くなかったこともあり、万が一のときの話し合いもしたことがありませんでした。そのため介護サービスを利用したくないAさんと、介護サービスを利用してほしい息子さんが激しく衝突をしていました。私はAさんのかかりつけ医として関わっていたのですが、介護サービスを利用しなければ一人暮らしが難しくなりかけていました。そこで連絡先を知っていた息子さんに電話をして話をすることにしました。

親子げんかに巻き込んだことをしきりに謝る息子さんに、「親子での話し合いが難しいときは、早い段階からプロを頼って問題を解決してほしい」と伝え、該当する地域包括支援センターを紹介しました。息子さんは相談することに消極的でしたが、「電話でもいいので相談してほしい」と頼んで電話を切りました。

その後、息子さんは地域包括支援センターに相談し、職員がAさんと息子さんから別々に話を聞いてくれました。お互いから得た情報を整理したところ、Aさんは介護サービスを利用するには高額の費用がかかると間違った情報を信じて拒んでいることが分かりました。息子さんのほうもAさんが拒む理由を知ろうともせず、やみくもに介護サービスの利用を勧めていたといいます。お互いの誤解を地域包括支援センターの職員が解いたことで、Aさんは今も介護サービスを上手に活用して一人暮らしを続けています。

相談を迷って状況が深刻化する前に

親と同居していても、離れて暮らしていても、少しでも異変や違和感を抱いたら、かかりつけ医や地域包括支援センターに相談してください。ただの思い過ごしであれば「なんでもなくてよかった」ととらえればいいのです。相談するのはハードルが高いと感じるなら、近所の人や身近な存在である自治会長、民生委員、介護経験のある知人などに不安に思っていることを話すだけでもなんらかのアクションにつながることがあります。

堺市の認知症サポート医として数々の認知症患者を診てきた経験からも、認知症患者の半数以上を占めるアルツハイマー型認知症は、突然徘徊《はいかい》をしたり、家族の名前を忘れたりすることはありません。むしろ、探し物をしている時間が増えたり、冷蔵庫の中に同じ物がいくつも入っていたり、家に引きこもりがちになったなど、小さな違和感に注意することが大事です。そうしたわずかな変化への対応が認知症の進行防止には重要になります。

ＭＣＩ（軽度認知障害）までであれば、進行を食い止めたり、遅らせたりすることができますし、そのための薬も存在しています。投薬は対応が早ければ早いほど、効果が得られるともいわれています。

相談の遅れで娘が倒れてしまったケース

最近よくあるのが、子ども世代は仕事が忙しく、同じ家に住んでいるというだけで食事も別で、ろくに話もしないというケースです。

Ｂさん（女性）の娘さんが偶然に会った近所の人に「最近、お母さん、足を引きずって歩いているけど大丈夫？」と言われたことで違和感に気づいたケースがありました。家の中で転んだＢさんは足首を強打し、ドラッグストアで購入した湿布を貼ってしばらく様子を見ていました。しかし状態は悪化するばかりで、関節が固まってしまい、リハビリをしても治らず、家の中の小さな段差も越えられないほどでした。そしてトイレやお風呂の介助を娘さんが一人で担うことになってしまいました。

Bさんと二人暮らしだった娘さんは、Bさんの介護をするためにテレワークに切り替えました。しかし、Bさんが移動するたびに呼ばれて仕事が中断されるので、思うように仕事ができません。さらに、深夜に何度も起こされてトイレのサポートをしていたので、慢性的な睡眠不足になってしまいました。その結果ついに娘さんが過労で倒れて、救急搬送されてしまったのです。

娘さんがもう少しBさんとコミュニケーションをとり、足首を強打した直後に病院へ行くように促していたら、こんなことにはならなかったかもしれません。そして、彼女は一刻も早く地域包括支援センターに行くべきでした。

相談をする一つのきっかけになり得たのが、Bさんの介護をするため娘さんがテレワークになったときです。テレワークに切り替える前に、「テレワークに切り替えることを考えるほど、親の介護が大変になってきた」と、地域包括支援センターに相談に行くべきでした。そうすれば相談を受けた職員は、要介護認定の申請と介護サービスの利用を進めてくれたと思います。

公的な介護サービスはすぐには使えない

介護保険による介護サービスは「今日から利用したい！」と思っても、「今日から利用OKです」というわけにはいきません。

介護保険による介護サービスを受けるには、要介護認定の申請が必要になります。65歳以上の介護保険加入者（第1号被保険者）であれば、利用者の住む自治体の申請窓口で手続きを行います。また、医療保険に加入している40歳から64歳の人でがんや認知症、関節リウマチなどの特定疾病により介護が必要になった人（第2号被保険者）も申請できます。窓口に行くことが難しい場合は、自治体のホームページなどから要介護認定申請書をダウンロードして、必要事項を記載してから郵送することも可能です。

本人や家族がどうしても要介護認定の申請ができないときは、地域包括支援センターやケアマネジャー、介護支援事業所などが代行で申請をすることも可能です。

申請には、必要書類のほかに「主治医意見書」が必要になります。直接、かかりつけ医

【図表2】 要介護認定の手続きの流れ

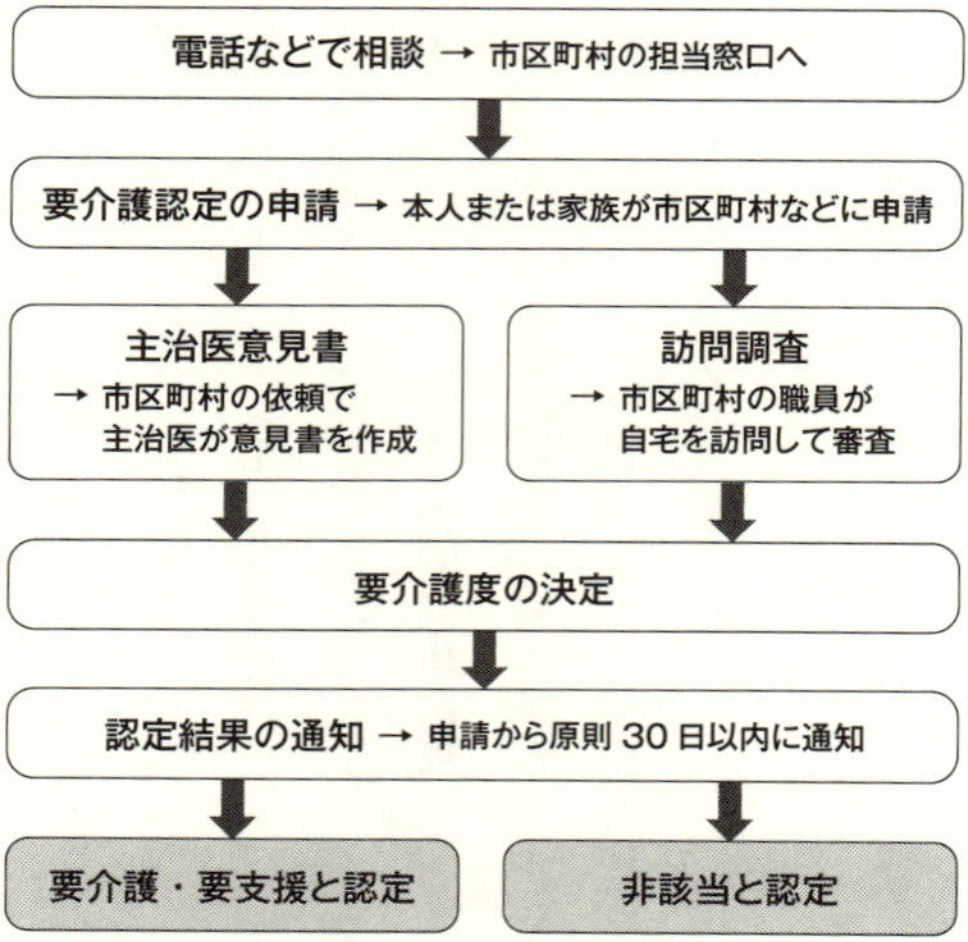

に依頼する場合と、自治体が医師に申請してもらう場合があります。また、かかりつけ医がいないときは新しくかかりつけ医を探すか、自治体が指定する病院の受診が必要になります。

要介護認定の申請をすると、市区町村などの調査員が自宅や病院、施設を訪問し、本人や家族から話を聞く認定調査を行います。本人が伝えきれないことや介護者の状況を知らせる必要があるため、家族の同席が必須です。

その後、訪問調査で得た情報をコンピューターで全国一律に分析する一次判定が行われ、申請者の要介護度（介護が必要なレベル）を判定します。

要介護度は、介護が必要なレベルに応じて7つに区分されています。

・要支援1　一人で生活できるが、一部の動作に援助が必要
・要支援2　一人で生活できるが、立ち上がりや歩行が不安定で身の回りの援助が必要
・要介護1　日常生活の一部に介護が必要、または、認知機能の低下が見られる
・要介護2　基本的な日常生活に介護が必要、または、認知症の初期症状が見られる
・要介護3　日常生活の全般に介護が必要、または、認知症による問題行動が見られる
・要介護4　立位が保てず日常生活の全般に介護が必要、または、認知症によりコミュニケーションが困難
・要介護5　寝たきりの状態で日常生活のすべてに介護が必要、または意思疎通が困難

そして一次判定の結果や主治医意見書などに基づいて、専門家で構成される介護認定審査会で二次判定を行います。その判定結果は申請から原則30日以内に本人へ通知します。

【図表3】 介護保険サービスの種類

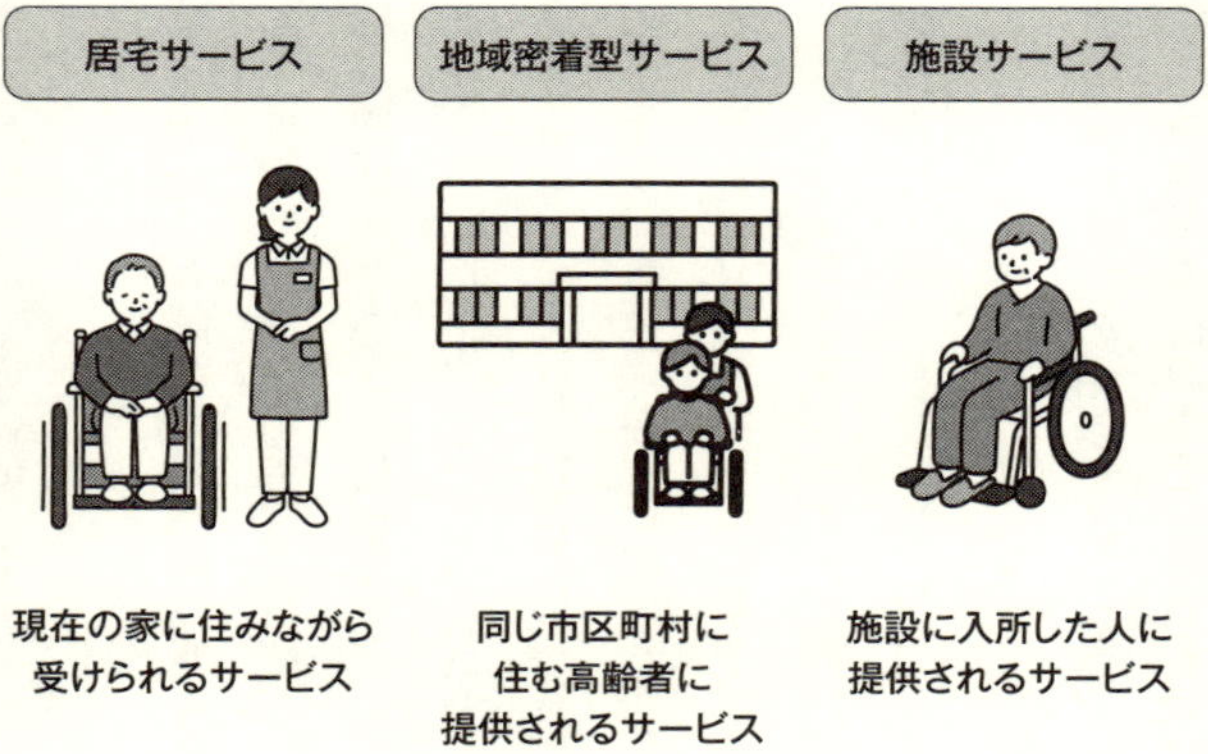

要介護認定により要介護度が決まり、介護度に応じた介護サービスを利用するには、介護（介護予防）サービス計画書（以降、ケアプラン）の作成が必要になります。

ケアプランは、居宅介護支援事業者（ケアプラン作成事業者）のケアマネジャー（介護支援専門員）に作成を依頼します（要支援1・2だった場合は、地域包括支援センターに作成を依頼することも可能です。公的な老人施設に入所する場合は、施設に属しているケアマネジャーが作成します）。

ここで注意が必要なのは、ケアプランを作成してもらうケアマネジャーは、利用者またはその家族が選定しなければならないということです。在宅介護において、ケアマネジャーはいちばん身近な介護の専門家であり、困ったときの最初の相談先になります。そのため、ここで信頼できるケアマネジャーと巡り会うことができるか否かは、その後の介護の明暗を左右するといっても過言ではありません。

ケアマネジャーと利用者、その家族が話し合い、1カ月ごとにどのような介護サービスをどれだけ利用するかを決めていきます。そして、ケアプランに基づいて、介護サービス事業者と契約を結びます。このようにして、要介護度に応じた単位（金額）内で、利用者の収入に応じて1～3割の負担で介護サービスを利用できるようになるのです。

ここまでが通常の介護保険制度による介護サービスが使えるまでの流れになります。その期間は最短でも約1カ月は必要です。

より良い介護サービスを受けるための裏技

よくある話として、認知症の人が訪問調査の調査員を「サービスなんていらない。全部自分でできる」と追い払おうとすることがあります。そういったときは、家族が本人の前では言いづらい困り事などを紙にまとめて調査員の帰り際に渡すなど、できる限り真実を伝えてください。そうしないと、予想よりも低い認定が出て、希望する介護サービスが利用できないという事態を招くことがあるからです。

私は介護認定審査会で専門家として二次判定を行う立場になることがありますが、そこでの経験から知っておいてほしいことがあります。

それは申請時の必要書類の一つである「主治医意見書」には「特記すべき事項」という欄があり、そこに特に大変なときの状態（訪問調査のときに調査員に渡したものと同じでもよい）などを医師に伝えて、記入してもらうように頼むのです。介護認定審査会で意見が割れたときなどに、軽めに判定されそうだった結果が、この特記欄のコメントで実際の状態に即したものに変わることがあるからです。それでも、最終的な判定結果に納得がいかない場合は、要介護認定の区分変更を行うことも可能です。

また、特例的ではありますが、本人の状態から急を要して判定が決定するまで待てない場合は、後日、要介護認定がなされたあとに、申請した日にさかのぼって保険給付を受け取るという方法で介護サービスを前倒しで利用することができます。ただし、要介護認定が下りなかった場合は、介護サービスの利用料を全額負担、予想よりも要介護度が低く判定された場合は介護保険の適用額を超えた分は全額負担になるので注意が必要です。

要介護認定の申請をして判定が出るまでの1カ月で、悪化することはあっても、改善することはあり得ません。だからこそ、早期発見・早期相談をすれば、心に余裕を持って申請ができるので、親に合ったケアマネジャーや介護サービスをじっくりと考えて選出することができるようになります。

要介護認定の判定が出たあとは、利用者やその家族が介護サービスを提供してくれる事業者を探さなければなりません。「地域包括支援センター」には地域の事業者の一覧表などが用意されていますが、公平性を保つために直接的な紹介をしないのが原則になっています。どうしても選定が難しいときは、「うちの親のようなケースだと、どこを利用する人が多いですか?」という聞き方をすれば、選定のヒントをもらえるかもしれません。それも難しい場合は、利用者の口コミが参考になります。近所で介護サービスを利用している人がいたら、その人や家族に担当のケアマネジャーについて聞いてみるのも良い方法です。実際に利用している人の声は非常に有益な情報になるはずです。

介護で重要なのは親子関係とチームワーク

介護で重要となるキーワードの一つが良好な親子関係です。家族、血のつながった親子だと、相手の事情よりもお互いに自分の意見を通そうとしてしまいがちです。親は子どもから指図を受けているように受け取ったり、子どもの側はこんなに親のことを考えているのになんで分からないんだ、と腹を立てたりします。

また、いちばん関わりのある人や近くでケアをしている人は主観的になりやすく、最善のケアが行えていないこともあります。そういった事情から話し合いを重ねても平行線のままということが多く、関わる医療・介護関係者が、まとまらない親子の意見に振り回されてしまいます。

家族のいざこざで介護体制がうまく構築できないと、そのたびにみんなが疲弊していきます。そういった事態を防ぐためにも、家族だけでは話し合いができない場合はできるだけ早く、違う視点を持つ人を話し合いに入れることが大事です。知識や情報のある医療・介護関係者がベストですが、それが難しいときは、家族のことをよく知り、中立的な立場でいることができそうな近所の人でもいいのです。

　オムツ交換や食事の介助など直接的なことだけでなく、実は関わる人と話し合いができるということが、介護においては要となります。話し合いがスムーズに進めば、その後の介護体制の構築がしやすくなり、介護でしばしば発生するプラン変更もストレスが少ない状態で行えます。いよいよ終末期を迎えたとしても、それまでの話し合いにより関わる医療・介護関係者と信頼関係ができているので、安心感を持って最期を迎えることができるのです。実際の現場でよく見るのが、関係性が希薄であった親子が、親の病気や事故により親子のコミュニケーションがまったくとれなくなってしまうというケースです。

　そういったときは、家族や近所の人とでもいいので、介護が必要になった人が元気だったときに何が好きで、どういうことを好んでいたかを語り合ったり、思い出したりして「きっと、父親（母親）だったら、こういう選択をしただろう」と介護や延命処置に関する決断をしてもらえればと思います。

　子どもが知っている顔だけが親の顔ではありません。親の友人など親になる前の生活などを聞ける人とのつながりを大切にしてください。彼らから聞く話が介護や延命処置を決断するときの大きなヒントになることがあるからです。

もう一つのキーワードは、「親の介護はチームワーク」です。介護保険による介護サービスを利用している場合、ケアマネジャーが作成したケアプランについて、介護サービスを提供する事業者の関係者や医療関係者、家族、そして可能であれば本人が集まり、「サービス担当者会議」で介護サービス内容の検討や情報共有、意見交換が行われます。

利用している介護サービスの数だけ参加者の数は増えていきますが、「サービス担当者会議」では、次のような医療・介護関係者が一堂に会します。

・介護サービスを受けている本人とその家族
・ケアマネジャー
・主治医（かかりつけ医、訪問診療医）
・サービス提供責任者または施設の介護主任
・介護職
・看護師

・理学療法士や柔道整復師などのリハビリ職
・管理栄養士　など

サービス担当者会議は、ケアプランの作成や介護サービスの変更、トラブル発生時、介護認定の更新時など、その都度開催されます。介護が始まりプロの力を借りるようになると、何か変化があるたびに、介護を受ける本人を中心に、関わるすべての人が話し合いを行います。介護は直接的な介護と同じくらい、話し合いが重要なのです。

親に介護が必要になったとき、それを担う子どもの側にきょうだいがいれば、まずはその人たちの間で話し合いが行われる流れになりがちです。ただ、そこで集うきょうだいは介護の素人であることが多いはずです。自分の都合や想像で話を進めていくので、時にはきょうだい関係がこじれてしまうこともあるかもしれません。

そういった状態を防ぐためにも、介護が必要な親といちばん関わりの深いキーパーソンとなる人が、事前に医療・介護関係者に困り事を相談して、解決方法などの情報をもとにきょうだいとの話し合いに臨むことが大切です。集まるタイミングが合うのであれば、ケアマネジャーや訪問診療医が親のもとに来たときに、その場でプロからアドバイスを受けながら話し合うことで、きょうだい間での衝突を避けられるかもしれません。

話し合いとして、いちばん理想的なのは、「サービス担当者会議」にもきょうだいが参加することです。普段は親の介護に関わることができずに負い目を感じているきょうだいでも、親のために何がいちばんいいのかを考えて話し合いに参加することも立派な介護の一環です。関係者との話し合いがきちんとできていることに胸を張っていいと思います。

また、考え方の違いなどが原因で、きょうだい関係がこじれてしまうことがあるかもしれません。心配事があるときは、一人で抱え込まずに医療・介護関係者に仲介してもらうことを考えてみることも必要です。彼らからきょうだいに話を伝えてもらうことで、関係がこじれることを防ぎ、スムーズにいくことがあるというのも介護の大きな特徴です。地域包括支援センターに相談して、間に入ってもらうという方法もよいと思います。

医療関係者との良好な関係が心も家計も楽にする

親の介護で関わる医療・介護関係者と良好な関係を構築すれば、意外かもしれませんが、金銭的にも余裕を持って親の介護に関わることができるようになります。

ちょっとした異変や変化を感じるたびに、かかりつけ医に相談して半歩先の情報を得てケアマネジャーと共有することで「この先、こんなサービスが必要になるかもね」と今は必要がなくても、半歩先の介護サービスを案内してくれます。みんなに余裕がある状態だと、事業者を慎重に比較検討することができます。余裕を持って選び抜かれた事業者なので、トラブルも少なく親にとっても有益な介護サービスになるはずです。

サポートする人たちに余裕があり穏やかな環境を築くことができると、認知症の進行が緩やかになることがあります。それにより親を介護する子どもの心身の負担が減少します。緩やかに少しずつ介護保険の限度額内で介護サービスの利用を増やし、心身に余裕のあるうちにケアマネジャーの提案で、評判の良い費用の安価な公的老人施設への入所申し込みだけでもしておきます。いよいよ在宅介護が難しくなるまでに、申し込みをした老人施設の見学に行き、そこの職員とも良い関係性を築いておくのです。いざ入所になっても、施設の職員や雰囲気を知っておけば安心して親の介護を託すことができます。

逆に親の介護に関わる人たちと良好な関係が築けず、介護する子どもに心の余裕がなくなってしまうと、介護保険の限度額をはるかに超えて介護サービスを使う状態に陥ってしまったり、孤立の末に親の介護を支えきれなくなったりします。入居一時金の平均金額が600万円台ともいわれる、私設の有料老人ホームへの入所を選択せざるを得なくなることもあります。

関わる人たちとの良好な関係性の構築は、心身的にも、金銭的にも、余裕のある介護を可能にしてくれるという事実を忘れないでください。

老いのサインは「あれ?」という違和感から

親が元気なうちから情報収集をしておけば、盆暮れの帰省で年に数回しか会わない親でも、「あれ?」と変化を感じやすくなります。

親の違和感にピンとこない人は、チェックリストなどを参考に親の「老いのサイン」を見つけるとよいと思います。

私のクリニックがある大阪府堺市が作成した市民向けの資料からですが、次に挙げる「認知症の気づきチェックリスト」(大阪府堺市健康福祉局 長寿社会部 長寿支援課掲載)

を使って、できることならば親子で、それが難しいときは子どもの客観的な視点で親の違和感を発見してください。

あてはまる項目に✓をしてください。

1 同じことを言ったり聞いたりする【 】
2 物の名前が出てこなくなった【 】
3 置き忘れやしまい忘れが目立ってきた【 】
4 以前はあった関心や興味が失われた【 】
5 だらしなくなった【 】
6 日課をしなくなった【 】
7 時間や場所の感覚が不確かになった【 】
8 慣れた場所で道に迷った【 】
9 財布などを盗まれたという【 】
10 ささいなことで怒りっぽくなった【 】

11　蛇口、ガス栓の締め忘れ、火の用心ができなくなった【　】
12　複雑なテレビドラマが理解できない【　】
13　夜中に急に起きだして騒いだ【　】

3項目以上に✓がある場合は、認知症が疑われ、さらに詳しい検査が望ましい状態だと考えられます。すぐに医療機関などに相談してください。

認知症に対する正しい知識を

チェックリストの結果を見て、不安になった人もいるかもしれません。なぜなら、漠然と「認知症の介護は大変だ」というイメージを持っている人が非常に多いように感じられるからです。そんな不安を払拭するためにも「認知症」に対する正しい知識を持ってもらいたいと思っています。

私たちはひとくくりに「認知症」といいますが、「認知症」とは、さまざまな原因で脳の細胞が破壊されたり、脳の働きが悪くなったりすることで障害が起こり、生活に支障が出ている状態のことを指しています。よく間違えられますが、「認知症」というのは病名ではなく、いくつかの異なった原因で引き起こされる症状を総称したものです。「認知症」を引き起こす病気は70種類以上あるとされ、なかでも4大認知症と呼ばれているものがあります。

認知症の原因の半数以上を占めているのが「アルツハイマー型認知症（アルツハイマー病）」です。脳の中にアミロイドβたんぱく質と呼ばれるものが蓄積し、脳の神経細胞の働きを悪化させ、神経細胞が死んでしまいます。また、「脳血管性認知症」は、脳血管の障害（脳卒中や慢性的な血流障害）から認知症に至る状態です。「レビー小体型認知症」は、レビー小体が神経細胞に蓄積して生じる病気で、物忘れのほかに、リアルな幻視、覚醒度・認知機能の変動、パーキンソン症状といった特徴的な症状が出現します。

さらに「前頭側頭葉変性症」は、初老期（65歳未満）に発症することが多く、大脳皮質の中で前頭葉や側頭葉を中心に萎縮が見られる病態です。物忘れよりも、自発性や関心の低下、言語障害、行動の変化などが目立つようになります。

認知症（特にアルツハイマー型認知症）は、前ぶれなく発症して、突然付きっきりの介護が必要になるようなことはありません。本人や家族が知らぬ間に徐々に脳の細胞が破壊され、脳の働きが悪くなっていきます。その早い段階で異変に気づくことができれば、進行を遅らせる薬の服用や適切なサポートにより、これまでどおりの生活をできる限り続けることが可能です。

認知症の前段階と考えられるＭＣＩ（軽度認知障害）と診断されると、およそ5年で半数の人が認知症になるというのが通説です。しかし、適切な対応で14～44％の人が健常な状態に戻ることができるともいわれています。症状の進行はその後の介護生活にも大きく影響を及ぼすため、ＭＣＩの段階で家族が異変に気づき（早期発見）、対応（早期治療）することが、極めて重要なのです。さらに、認知症にも前兆、初期、中期、末期という段階があり、ＭＣＩを通り過ぎ、軽度認知症にも気づくことができず、約75％の人が中度認知症になってから診断を受けているというデータがあります。

認知症は、治らなくても早期発見・早期治療で適切な対応をすれば、進行を遅らせることが可能です。親自身が気づいていなかったり、気づいていたとしても認めなかったりする場合もあるため、子どもがその異変にいかに早く気づき、早く対応できるかが認知症介

【図表4】 正常→ MCI →認知症への流れ

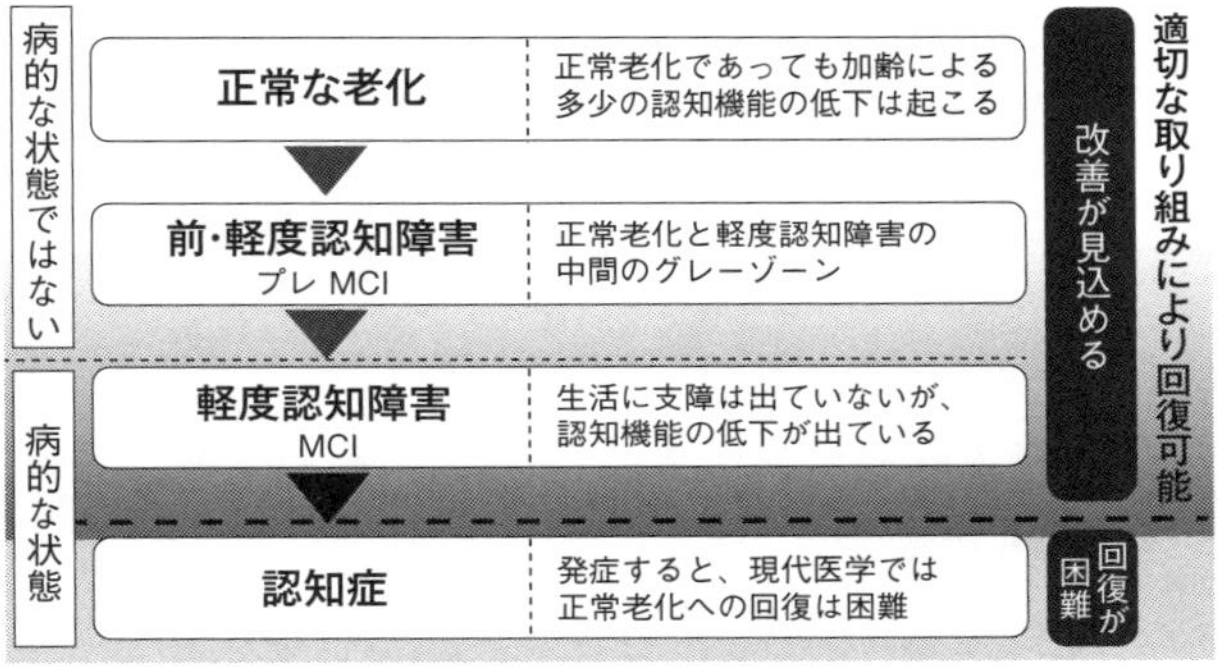

【図表5】 「老化による物忘れ」と「認知症による物忘れ」の違い

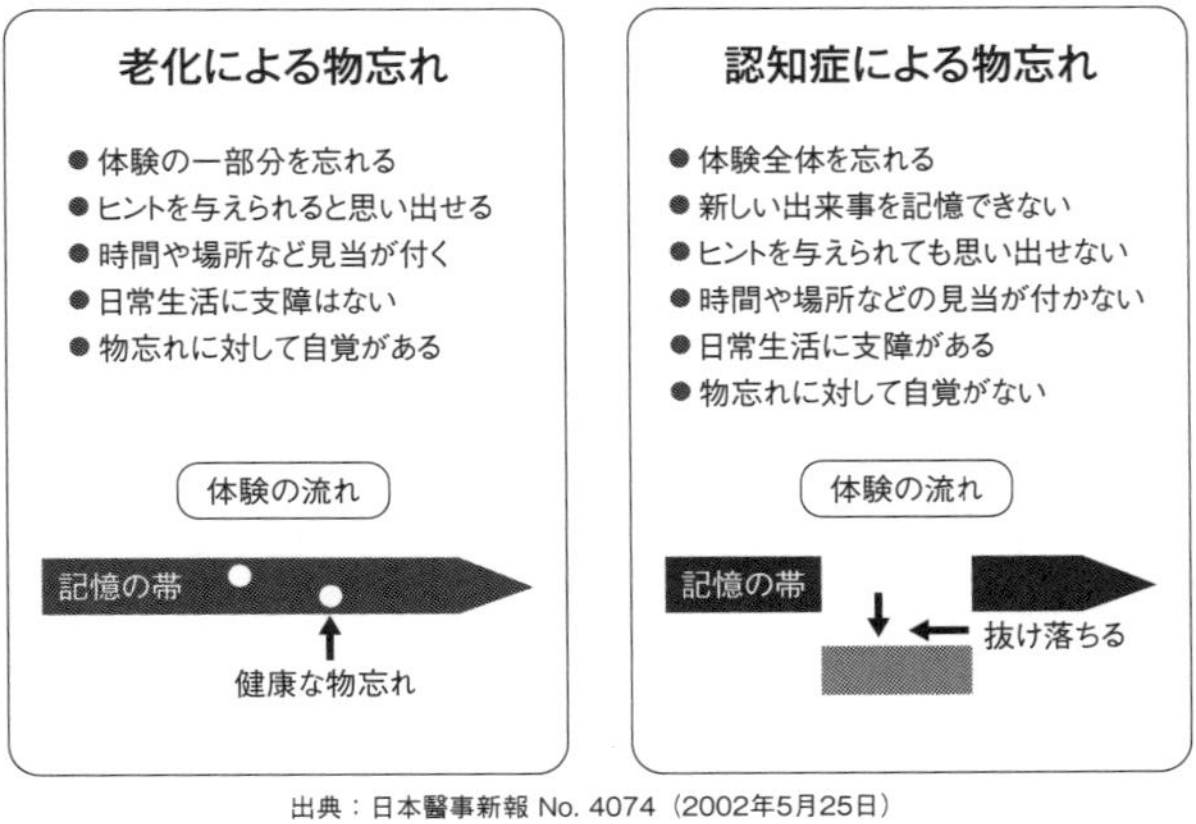

出典：日本醫事新報 No. 4074（2002年5月25日）

【図表6】 認知症の中核症状と周辺症状（BPSD）

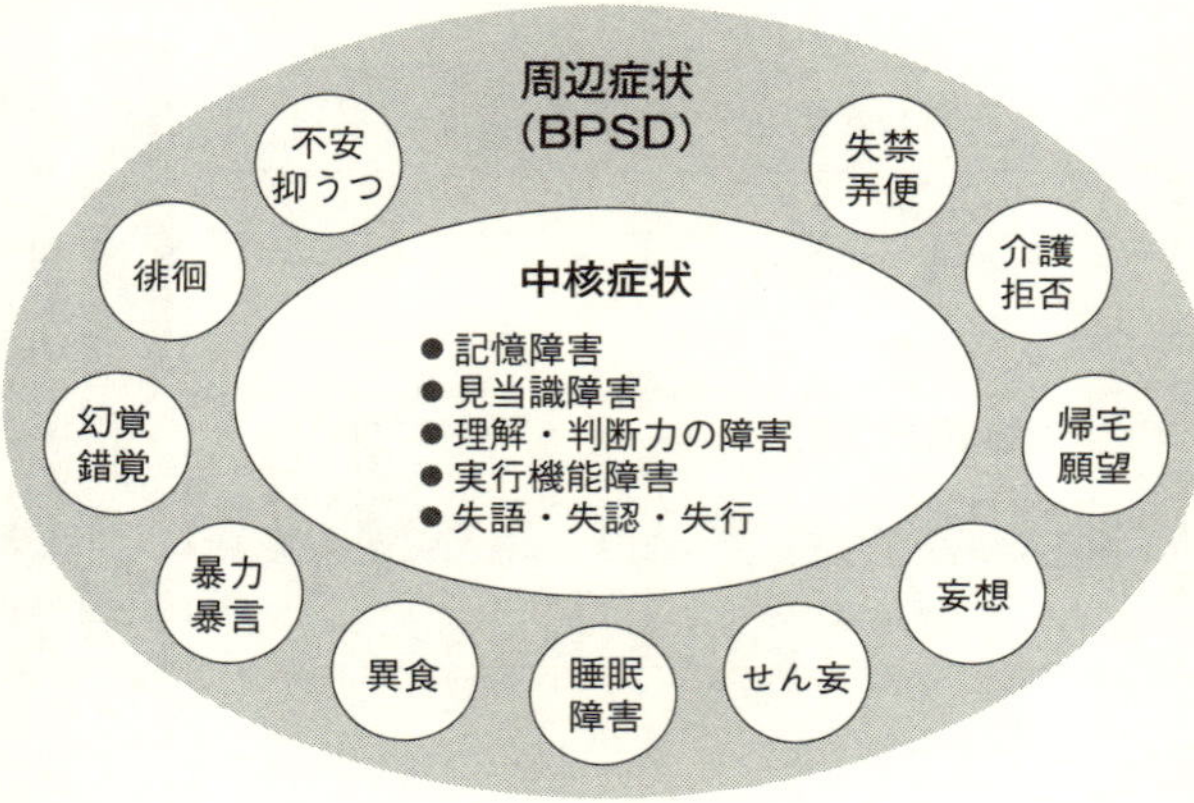

護を順調に行っていくためには大切なことです。

診察室でよく「認知症と物忘れの違いはなんですか？」という質問を親世代や、その介護を心配する子ども世代から受けます。その質問に対して、私は前ページの【図表5】を基に説明を行っています。

ここから分かるのは、「忘れたことを忘れる」「記憶がごっそり抜け落ちる」といったような忘れ方をしていたら認知症を疑ったほうがいいということです。

また認知症になると、脳の細胞がなんらかの理由で破壊されたり、脳の働きが低下したりすることによって直接的に起こる「中核症状」と、本来の性格や本人を取り巻く状況などに影響して現れる「周辺症状」が見られるようになります【図表6】。

「中核症状」より引き起こされる「周辺症状」の例を挙げます。

・記憶障害や視空間認知障害、失認（中核症状）があるなかで外出をして、自分の家の場所を思い出せなくなった結果、徘徊（周辺症状）して家族が探し回る事態になってしまいました。

・見当識障害（中核症状）によって季節の感覚が分からなくなり、夏なのにセーターを着ていることを家族に注意されて、強い不安（周辺症状）から抑うつ状態になってしまいました。

「周辺症状」は本人の性格や生活環境の影響で出現することが多いため、症状の出方には個人差があります。ただ、周りの人が正しく認知症を理解し、環境を整えることや、リハビリや適切な接し方で改善される場合があります。

例えば、徘徊の周辺症状に家族が悩まされていたとしたら、いつも持って歩くカバンにキーホルダー型のＧＰＳをつけたり、最近では靴の中に入れることができる小型のＧＰＳも登場したりしているので、そういったものを上手に活用したりすることを考えてみるとよいと思います。散歩が趣味だったような人を危険だからと家に閉じ込めて自由を制限すると、それがストレスとなり違う周辺病状が現れて、より介護が大変になることがあります。認知症の介護が非常に難しいことは理解していますが、本人も介護する家族もストレスが少なく済む方法を見つけることが必要です。

親が「認知症かもしれない」と思ったら……

しかし認知症は早期発見・早期治療が重要だと分かっていても、肝心の親がそれを認めず、検査を受けてくれない、というのもよくある話です。

親も日常生活で「もしかしたら……」と不安になるようなところがあっても、認知症に対して良いイメージを持っていないため、自身が患っているとは認めたくない気持ちがあります。そういったときは、「お父さん（お母さん）、認知症の疑いがあるから検査を受けてよ」と直球でいくのではなく、変化球で検査を受けてもらうのもよいと思います。

例えば、年に一度の健康診断について行き、こっそりと看護師や医師に認知症の疑いがあることを伝えて、認知症の検査とは言わずに実施してもらう手もあります。もし検査により認知症が疑われたら「(認知症とは違う病気を挙げて) ここでは分からないので、かかりつけ医に見てもらってください」とかかりつけ医の診察を促してもらいます。今度はかかりつけ医に先回りで相談をして、そこから物忘れ外来を紹介してもらうといった方法があります。

または、親の友人に頼み、その人の検査に付き添う形で病院に連れて行き、そこで「せっかく来たのだから、一緒に検査をしてみては?」と医師に促してもらい、友人と一緒に検査を受けてもらう方法があります。

医師の立場でよく遭遇するケースとして、子どもだけが私のところに相談に来るという代理診断の問い合わせを受けることがあります。私はそれを承諾していますし、いかにして診察や検査を受けてもらえるかを、代理で来た子どもと一緒に考えています。

地域包括支援センターへ相談に行けば、同様の事例を多数経験している福祉・介護の専門家が、受診や検査までの段取りを一緒に考えてくれるはずです。

受診や検査を促して、「まだ認知症のわけがない」と親に断られてしまったからと諦めずに、家族や親の友人、かかりつけ医や地域の相談窓口などを頼りながら、さまざまな方法で医療や福祉機関へつなぐ道を模索してみてください。

こんな変化に気づいたら要注意

「フレイル」とは、「加齢とともに心身の活力（運動機能や認知機能等）が低下し、複数の慢性疾患が併存するなどの影響もあり、生活機能が障害され、心身の脆弱《ぜいじゃく》化が出現した状態であるが、一方で適切な介入・支援により、生活機能の維持向上が可能な状態像」（厚生労働省研究班の報告書より）と定義されています。

ＭＣＩ（軽度認知障害）も含まれますが、それ以外でも、整形外科的な疾患、脳血管障害、心臓病、うつ病などもその状態だとされています。「フレイル」は幅広い意味で介護まではいかなくて、子ども世代にとっては親の介護に突入する直前、介護予備軍の状態だと考えてもいいのかもしれません。

こうしたフレイルの段階で医師や地域包括支援センターへ相談に行けば、検査や適切なアドバイスをしてくれます。〝あれ？〟と思ったらどんなささいなことでも、まず専門家に相談してみることが大切です。

次に認知症など、高齢者の多くがかかる代表的な疾患に共通する兆候を挙げます。

●認知症

認知症になると次第に積極性がなくなり、それまで定期的に行っていた庭いじりや散歩などの習慣にしていたことをしなくなります。認知機能が低下すると、話の内容が支離滅裂になったり、口数が減ってきたりします。また一日中テレビの前にいて、本当に何もせずにぼーっとして過ごすようになると、さらなる認知機能の低下を及ぼします。動かないことで足腰が弱り、転倒や骨折などを機に車椅子生活になるケースもあります。また口数が減ると口周りの筋力が低下して、唾液分泌量も減るので、飲食の際に誤嚥を起こしたり、そこから誤嚥性肺炎につながったりすることもあります。

ＭＣＩは日常生活への影響がまだ大きくないので、単に老化による物忘れだと思って放置しがちです。同じ話を何度もする、これまで忘れることがなかったことを忘れてしまう、お金の計算やスケジュール管理ができなくなる、集中力や注意力が低下した、無気力になったなど、少しでも家族が違和感を覚えたときは早めに医療機関に相談してください。

●老人性うつ

認知症と似ていて判断を迷う病気に「老人性うつ（65歳以上の人がなるうつ病）」があります。どちらであるか判断しにくいうえに、認知症と老人性うつを併発する人も珍しくありません。老人性うつは、環境の変化、さまざまな不安からの心理的な要因が原因で発症することが多いです。

老人性うつは、認知症と似た症状が出るので発見が遅れることがあります。そのまま気づかずにいれば認知機能が低下して認知症発症の引き金にもなりかねません。

うつ病は抗うつ薬で症状をコントロールできるので、悪化する前に早めの対処が望ましいです。親のいつもと違う様子に気づいたら、早めに医療機関へ相談してください。

●がん

がん患者の誰もが疲れやすさを訴えます。調子がいいとき、悪いときの波はありますが、大抵の人は全身の倦怠《けんたい》感で横になって休む時間が増えていきます。活動性が落ちると、やはり足腰が弱くなり筋力低下にもつながります。

●難病

・ALS

典型的な難病「ALS（筋萎縮性側索硬化症）」は、手足、のど、舌の筋肉、呼吸に必要な筋肉がやせていき、徐々に動かなくなる原因不明の疾患です。発症から2、3年で亡くなる人もいれば、10年にわたって症状がゆっくり進行する人もいて、個人差がありま す。現時点では進行を遅らせる薬はあるものの治療薬はなく、対症療法が中心です。

・パーキンソン病

「パーキンソン病」は神経難病のなかで最も多い疾患で、高齢化に伴って患者は増加しています。筋肉がこわばって次第に動けなくなり、嚥下機能が低下して食べにくくなったり、呼吸が不安定になったりします。震え、動作が遅くなる、バランスがとれず転びやすくなるといった初期症状に加えて、表情が乏しくなり、意欲が低下し、幻覚や抑うつを伴うなどさまざまな症状が現れます。認知症を併発するケースもあります。

現在は効果的な薬物療法によって、平均して20年ほどは生存することができるようになりました。ゆっくりと時間をかけて進行する疾患です。

親の「あれ？」を見逃さず、娘がすぐに対応できたケース

一人暮らしのCさん（女性）は、週に1回、離れて暮らす娘さんとの電話が習慣化していました。そこでは、いつも元気な声で「調子もいい」と言うので娘さんは何も心配はしていませんでした。ところが、お盆休みに娘さんが久々に帰省すると、家の中が足の踏み場がないくらいに散らかっています。「片付けが面倒くさくてね。でも、あなたが帰ってきたから、すぐに片付けるわ」と言いました。その言葉を信じた娘さんでしたが、Cさんは「明日……」と片付けを延ばしていき、3日間の滞在中に家を片付けることはありませ

んでした。

整理整頓が趣味だというほど、家の中をきれいにしていたCさんの変化に「あれ？」と違和感を抱いた娘さんは、私のクリニックにCさんを連れてきました。私が認知症を疑って検査を実施すると、Cさんは、MCI（生活に支障は出ていないが、認知機能の低下が出ている）だったのです。

娘が「あれ？」と違和感を抱いてすぐに行動を起こしたことで、認知症の一歩手前であるMCIの状態から適切な対応によって改善が可能な段階で気づくことができました。その後、Cさんには、認知症の進行を抑えることに役立つ薬が処方され、地域包括支援センターへ相談に行き、要介護認定の申請をして、デイサービス（通所介護）へ通うことになりました。これらの対応を娘さんが迅速に行ったことで、今でも公的なサポートを受けながらCさんは一人暮らしを続けることができています。

さらにCさんは娘さんの計らいで公的サービス以外にも、心強いサポートを得ています。Cさんが MCIだと分かり、娘さんは毎晩電話をするようになりましたが、やはり電話だけでは細かい変化に気づくことができません。そこで、Cさん親子は近所の人とも良好な関係を築いていたため、娘さんはCさんの事情を話し、Cさんに異変があったらすぐに自分に電話をくださいと、自分（娘）の携帯番号を書いた紙を近所の人に配ったのです。

〝遠くの親戚より近くの他人〟といいますが、常に目の届く距離にいる近所の人ほど、細かい変化に気づいてくれることはよくあることなのです。

「ささいなことでも親に違和感を抱いたら、かかりつけ医か地域包括支援センターに相談に行く」

高齢の親を持つすべての人にこのセリフを呪文のように唱えて暗記してもらえれば「介護の準備」の半分はクリアしているといっても過言ではありません。

［第3章］

いざというとき慌てないために！終末期の身体・認知機能の低下を理解して適切なサポートや手立てを考えておく

親が弱っていく「順番」を知っておこう

介護のプロセスとして、親の「老いのサイン」を知り、「介護の準備」をしたうえで、実際に親の介護に直面したときに慌てないための予備知識がどうしても必要となってきます。そのためにも、人はどのように衰えていくのか、老化による身体の各機能低下やその予防対策について知っておくことで、いざというときにも慌てずに適切な介護をすることができます。

まず、誰にでも起こる身体機能の低下には、移動能力、排泄《はいせつ》能力、食べる（咀嚼《そしゃく》・嚥下）能力、会話能力、呼吸能力があります。これらは、主に筋力の低下と認知機能の低下が原因です。身体機能の低下から転倒のリスクが高まり、昨日まで健康だった高齢者でも、ある日突然骨折して入院、その間にさらに体力が低下して寝たきりになってしまうというケースはとても多いのです。

東京消防庁の調査によると、高齢者の転倒事故の約6割が自宅を含む居住場所で起きています。親が生活をする室内環境は、段差をなくす、床に物を置かない、コード類の配線場所に配慮する、手すりをつけるなど、少しでも転倒リスクを減らす工夫が重要です。カーペットなどごくわずかな段差でもつまずいたり、スリッパや靴下、床に敷いたマットで滑って転倒したりするなど、若いときは想像できないことが起こる可能性もあります。

なお、自宅内における手すりの設置、段差の解消、開き戸から引き戸への変更などの住宅改修費用は、介護保険の対象（介護保険住宅改修制度）になるものもあるので、ケアマネジャーに相談してみることが大事です。

身体機能の低下①　移動能力

老化によって体力が落ちてくると、活動性も低下します。歩いたり動いたりすることがおっくうになり、自宅に引きこもりがちになると、当然足腰も弱り、転倒事故を起こしやすくなります。段差などで、自分では足を上げているつもりでも、思っているほど足が上がらなくなっていたり、若い頃よりもバランスを崩しやすくなっていたりします。

転倒すると、骨折や頭部挫傷、脳内出血などで入院して長期安静を余儀なくされます。入院で寝たきりになれば、さらに活動性が低下し、認知症や誤嚥性肺炎を引き起こすこともあります。高齢者の場合、たとえリハビリをして元の生活に戻っても、転倒前と同じ身体状態には戻りにくく、転倒時の恐怖心から、再び引きこもりがちになってしまうこともあります。このように移動能力の低下は次の病気への流れを作りやすくします。

移動能力の低下を予防するためには、元気なうちから意識的に運動をして、転倒しにくい筋力とバランス感覚を鍛えることが大切です。散歩やトレーニングを一人で続けることはなかなか大変なので、運動中心のデイサービスの利用を親に提案してみるのもよいと思います。デイサービスでは、機能訓練やレクリエーションを通して楽しく身体を動かすプログラムが用意されています。利用者同士の交流も生まれ、自宅での引きこもり解消にもつながります。

身体機能の低下② 排泄能力

排泄に必要な筋力の低下、膀胱の衰えによって、尿失禁や便失禁の症状が現れます。排泄機能の低下の原因は2種類あります。1つは、排泄機能は残っているものの、歩行障害やALSなどの疾患が原因で自ら動けず、トイレに間に合わないケースです。

もう1つは、排尿・排便をコントロールする前頭葉にダメージがあり、失禁してしまうケースです。認知機能が低下すると、必ずといっていいほど前頭葉も萎縮するため、認知症患者は症状の進行によって尿失禁や便失禁を起こします。

一般的には、排泄機能は括約筋という筋肉が働いて排泄を調節します。この筋力が低下すると尿道や肛門《こうもん》を締める力が弱くなり、失禁してしまうのです。また、排便には腹筋を使うので、腹圧が低下すると便を押し出す力が弱まり、便秘につながります。

身体は動かさない箇所があれば、その部分の筋肉も自然に弱っていきます。排泄機能だけが低下するような疾患もありますが、前述の移動機能の低下と関連しており、運動をしないと骨盤周りの筋肉も使われず、尿道や肛門を締める筋肉は弱ります。

排泄機能の低下を予防するためには、骨盤の下にある骨盤底筋を鍛えます。尿道、肛門周りすべてをぐっと引き締めるトレーニングを日々心掛けるとよいです。

また、前頭葉の退化を防ぐために、人とのコミュニケーションを図り、活動性を落とさないようにすることも大切です。

これらを日常的に行うには、やはりデイサービスを積極的に利用したり、趣味を持ったりして、脳も身体も使うようにします。排泄機能の低下を完全に防止することは難しくても、遅らせることにはつながります。

身体機能の低下③　食べる能力

食べる能力は、歯で噛みくだく（咀嚼）、飲み込む（嚥下）の2つが必要で、健康な歯と口周りの筋力がポイントです。

歯を維持するためには、とにかく定期的に歯科検診を受けることです。歯磨きやうがいなどセルフケアを心掛けていても、歯垢《しこう》・歯石の付着、歯周病、歯肉の退縮、口腔乾燥症（ドライマウス）など、さまざまな問題が現れます。もし、噛み合わせの問題があれば、食べる能力が落ちる前に解決すべきです。歯科での治療が難しいときは、一部に介護保険が適用される訪問歯科診療に対応している歯科医に来てもらう方法もあります。

厚生労働省と日本歯科医師会が推進する「８０２０運動」は、「80歳になっても自分の歯を20本以上保とう」という運動です。おおよそ20本以上の歯が残っていれば、硬い食品でもほぼ満足に噛めることが科学的に明らかになっています。

歯でしっかりと咀嚼して、食べ物を細かく柔らかい状態にできれば、飲み込むときに、よりむせにくくなります。また、しっかり噛む力があれば、いろいろな食品を食べられ、栄養バランスの良い食生活にもつながります。柔らかい物ばかりを食べていると、噛む力が低下し、顎の筋肉も弱くなってしまいます。そうすると、次第に栄養が偏り、筋力・骨量の低下→転倒や骨折のリスク→活動量の低下→食欲低下という悪循環に陥ります。食べる能力の低下は生きる力の低下にもつながるのです。

噛む力を鍛えるには、食材選びや調理方法なども大切です。食物繊維が豊富で、硬さ・弾力のある食材を選びます。調理の際は、食材を細かく切りすぎない、噛み応えのあるほどよい硬さに加熱するなどの工夫をするといいです。いずれも、噛む回数を増やすことを意識すると、食材選びや調理方法がイメージしやすいと思います。

飲み込む動作は、舌、顎、のど周りの筋肉を使います。口周りの筋力が低下すると、唾液分泌量が減ってドライマウスになり、より食べ物を飲み込みにくくなります。飲み込む力が低下すると、食べ物が食道ではなく気管に入って誤嚥を起こしやすくなります。

誤嚥した食べ物と一緒に口腔内の細菌が肺に入ると誤嚥性肺炎を発症し、高齢者は命に関わる可能性も出てきます。口の中を清潔に保ち、細菌を繁殖させないようにすることは、誤嚥性肺炎のリスクを下げることにもつながります。

口周りの筋力維持は、日頃から人とコミュニケーションを図り、日常的に口を動かしてしゃべることが大切です。よく笑う人、よくしゃべる人は口周りの筋肉が使われ、唾液分泌量が増えるので、飲み込む力が衰えにくくなります。引きこもりがちだったり、独居で一日中誰ともしゃべらなかったりする人は、食べる能力が落ちやすいので、家族が積極的に話しかけるようにしてください。

身体機能の低下④　会話能力

高齢になると、脳の老化によって物忘れが多くなるのは自然な流れです。人と話す機会が減れば脳への刺激も減り、病気ではなくてもその傾向は強くなります。独居や引きこもりがちで人と接触する機会がなく、脳への刺激が不足すると認知症につながるケースもあります。そうすると、ますますしゃべらなくなり、口を動かさなくなるので食べる能力の低下にも関わってきます。

認知症になると、会話が噛み合わない、何度も同じことを聞かれるなどで、家族が疲弊してしまい、認知症の本人にとっても毎日同じような会話が続けば刺激が減ります。そのような状況を変えるために、まずはデイサービスを利用して新しいコミュニティのなかで刺激を受けながら人との接触を増やすことが有効です。

初めはデイサービスが何かを理解できなかったり、慣れない場所に行くのを嫌がったりしても、回数を重ねるうちに解決することも多いです。親の性格を見極めて、施設の種類や通う回数などを検討するのも大事です。社交的な性格の親なら、規模が大きく利用者数が多いにぎやかな施設、集団が苦手なら小規模で少人数の施設を選ぶなど、自分の親に合いそうな施設の提案をケアマネジャーに相談するとよいと思います。

認知症と混同しやすい病気に失語症があります。認知機能には問題がないものの、話す、聞く、読む、書くといった機能が低下し、言葉によるコミュニケーションが難しくなる言語障害です。例えば、目の前にある物の名前は理解しているのに言葉として出てこない、また、日常会話はできるのに目の前の物の名前を理解できず、噛み合わない会話をするケースもあります。認知症か失語症かの判断は難しいですが、両方を合併している症例もあります。

失語症は脳卒中（脳梗塞・脳出血・くも膜下出血）、事故やけがに起因する脳の外傷など、脳の損傷が原因で起こります。認知症は罹患すると進行する一方ですが、失語症は早期にリハビリを始めれば回復する可能性もあります。日頃から親との会話を心掛けて、少しでも違和感を覚えたときは、早めに医療機関に相談してください。

さらに、失語症と似た症状で構音障害という病気もあります。構音障害も話すことが難しくなりますが、聞く、読む、書くことに関しては支障ありません。失語症は脳の言語中枢の損傷で起こりますが、構音障害は脳の運動中枢の損傷で起こります。そのため、唇、舌、声帯など口がうまく動かせず、言葉を発音しづらくなるのです。

構音障害も早期にリハビリを始めれば、ある程度の回復は期待できますが、完全回復は難しいとされています。ただし、時間をかけて根気よく続ければ、少しずつ改善へと向かいます。

失語症も構音障害も症状には個人差があり、リハビリには長い時間が必要です。思うように会話をすることができず、親も家族もイライラしてしまうこともあります。しかし家族のサポートは必須ですから、家族の負担を軽減するために、リハビリの専門家を配置した介護施設の利用を検討してみてください。

身体機能の低下⑤　呼吸能力

呼吸能力の低下には、呼吸器系の臓器そのものが問題を抱えているケース、ＡＬＳやパーキンソン病のように呼吸筋に問題を抱えているケース、不安や緊張などから自律神経が乱れて呼吸困難になるケースの３通りがあります。

肺や気管支など呼吸器系の疾患を持っている人は、呼吸機能の低下が早めに起こることがあり得るので、しっかり治療するしかありません。難病で呼吸筋に問題を抱えていて、回復が見込めない場合は、その次の対処をどうするのか、早めに検討する必要があります。呼吸能力の低下が避けられないのであれば、気管切開をして人工呼吸器をつけるのかどうかを考えなければなりません。

この決断は本人が決めることではありますが、往々にして患者本人がどうしたいかよりも、家族に迷惑をかけたくないという思いを優先しがちです。人工呼吸器をつけると、痰《たん》吸引が必要だったり、管が外れていないか確認したり、家族が目を離しにくくなります。そのような家族の負担を考えて、人工呼吸器をつけない選択をする人がとても多いのが現状です。家族が人工呼吸器の装着に反対しているにもかかわらず、どうしてもつけてほしいと強行する患者はむしろ少ないのです。

反対に、私が担当した患者で本人は人工呼吸器をつけたくないのに、家族が「自分たちがケアするから少しでも長生きしてほしい」と懇願したため、それに応じてつけたというケースがありました。

私自身は、患者本人がどうしたいかということにいちばん重きをおくべきだと思っていますが、本音を見極めることはとても難しいと痛感します。

呼吸器系や難病などの疾患がなく、老衰だけであれば呼吸能力は最後まで保たれることが多いです。いよいよ死期が迫ってくると、下顎《かがく》呼吸といって、下顎を上下させて口をパクパク動かすような呼吸が見られます。また、死前喘鳴《ぜんめい》といって、気道に分泌物が溜まりゼーゼーというびきのような呼吸音が現れることもあります。

身体機能の低下⑥　意識

意識の低下はまさに死が差し迫った直前に起こります。呼吸が浅くなり、酸素が行きわたらなくなってくると、意識がもうろうとして穏やかに眠っているような状態になります。意識が低下して脳がストレスを感じたときは、エンドルフィンという脳内麻薬が出るといわれています。エンドルフィンは、幸せホルモンとも呼ばれており、快感や興奮などを覚えたときにも分泌される物質です。

意識が低下して呼吸も浅い状態は、家族が見ると苦しそうに感じるかもしれませんが、見た目ほど本人は苦しくないといわれています。

身体機能や認知機能の低下を防ぐためには

国内外のさまざまな専門家が発表した高齢者に関する興味深い研究結果をご紹介します。心身の機能の維持に役立つヒントが満載です。

注目の研究結果より①

身体や認知機能の低下につながるフレイルを予防するうえで、「しゃべる／社会参加」の重要性が注目されています。

アメリカの心理学者、ジュリアン・ホルトランスタッド教授らが２０１０年に行った調査・研究によると、寝たきりや要介護にならず、健康寿命を延ばすために最も効果的とされているのは、禁煙や運動、肥満解消よりも「人とのつながりをつくること」であり、社会的な交流のある人はない人に比べて、早期死亡リスクが50％低下する、と発表されました。これにより、「孤立」は身体や認知機能の衰えを加速させる要因であることが分かりました。

注目の研究結果より②

アメリカで長寿の仕組みを研究しているスティーブ・コール教授が、被験者を「人に親切な行動を一日3回する」「ごみ拾いなど世の中に役立つことをする」「好物を食べるなど自分がうれしいことをする」という3つのグループに分けて、いずれかを1カ月行う実験を行いました。すると「人に親切な行動を1日3回する」グループだけが身体の炎症を促す遺伝子の働きを抑えられたという結果になりました。
コール教授によると、人類の原始生活では集団で狩りなどをしていたため、仲間との協調性を失い、孤独になることは死に直結してしまうので、それが現在においても人が生きるうえでは重要なのではないかということです。

注目の研究結果より③

運動疫学の専門家である日本の金森 悟准教授は、高齢の被験者を4つのグループに分けて追跡調査を行いました。
1. スポーツの会に入ってしっかり運動をしている人
2. スポーツの会に入らないで一人黙々と運動している人
3. スポーツの会に入っているけど、あまり運動しない人
4. 何もしていない人

このなかでいちばん元気だったのは、「1．スポーツの会に入ってしっかり運動をしている人」で、いちばん不健康だったのは「4．何もしていない人」でした。これは普通に考えても分かると思います。

意外だったのは、残った「2．スポーツの会に入らないで一人黙々と運動している人」「3．スポーツの会に入っているけど、あまり運動しない人」であれば、「3．スポーツの会に入っているけど、あまり運動しない人」のほうが長生きをしているという結果になったことです。

この研究結果に限った話とはいえ、運動することも大切ですがコミュニティで人と交流を図ることは、そのなかでの楽しみや役割が生きがいにつながり、心身を活性化させて、フレイルを遠ざけるのかもしれません。若い時から、自然に人と交流してきた人は、知らず知らずのうちにフレイルを予防する生活を送っている可能性があります。

一方で、特に男性に多いのが、仕事一筋で生きてきた人が定年後に、突然、人との交流がなくなり、フレイル状態に陥ってしまうというケースです。

もし、親がこういった状態になっていたら、地域包括支援センターなどに早々に相談をして、地域の活動や趣味のサークルなどを紹介してもらったり、必要であればデイサービスなど公的な介護サービスの利用を促したりしてください。

現在は高齢者の身体に負担の少ないマシーンなどを設置した運動やリハビリをメインに行うところも増えてきました。運動が苦手であれば、脳の活性化に役立つとされているカードゲームや麻雀などを取り入れたデイサービスもあります。

「うちの父は座ったら動かない」と諦めずに、将来、自身の介護負担を減らすためにも、「適切な介入・支援により、生活機能の維持向上が可能な状態」であるフレイルのうちに医療や介護の専門家に相談することが大事です。

注目の研究結果より④

認知症予防においても、日本老年学的評価研究プロジェクトの一環として、2003年から2013年まで愛知県6市町の高齢者1万3850人を10年間追跡した調査で、「地域活動で『役職』を担うと、認知症のリスクが減る」という結果が得られました。

65歳以上75歳未満の前期高齢者の場合、一般参加者と比較して、地域活動不参加者の認知症のリスクは22％増加しているのに対して、役職参加者の認知症のリスクは19％に減少しています。これにより、ただ参加するだけではなく、役職を得ての参加がさらに認知症予防に役立つことが分かったのです。

ただ、後期高齢者においては、地域活動への参加や役職に就くことと認知症リスクへの関連性が見られませんでした。若いうちから地域活動に責任ある立場で関わることが、認知症予防には望ましいのかもしれません。

注目の研究結果より⑤

２０１７年７月にロンドンで行われた「国際アルツハイマー病会議（ＡＡＩＣ）」で発表された世界各地の専門家24人の研究に基づいてまとめられた論文に、認知症の症例の約35％は潜在的に修正可能な９つの危険因子に起因する、というものがありました。

もし、次に挙げる９つの危険因子が親にあるならば、アルツハイマー型認知症になる可能性のリスクが潜んでいます。

・中年期の聴力低下　・中等教育の未修了　・喫煙
・うつ　・運動不足　・社会的孤立
・高血圧　・肥満　・2型糖尿病

このなかでも特に注目を集めたものが、「中年期の聴力低下」（難聴）で、「難聴は認知症の最も大きな危険因子である」という指摘がなされました。

近年の国内外の研究でも、難聴で音の刺激や脳に伝えられる情報量が少ない状態にさらされてしまうと、脳の萎縮や神経細胞の弱まりが進み、それが認知症の発症に大きく影響することが明らかになってきました。

難聴のためにコミュニケーションがうまくいかなくなると、人との会話をつい避けるようになり、次第に抑うつ状態に陥ったり、社会的に孤立してしまったりする危険もあります。

認知症予防のためにも、補聴器をつけるなど正しく難聴に対処することが大切です。適切な聞こえを維持し脳を活性化させ、家族や友人とコミュニケーションを楽しむことができれば、認知症の発症や進行を遅らせる可能性が高いという研究結果も見られます。

高齢者の代表的な病気から看取りに至るプロセス

ここからは、高齢者に多い病気から看取りまでの流れを解説します。

●認知症が進んだら

認知症の人の介護期間は、平均して7、8年といわれていますが、個人差があります。5年ほどで急激に症状が進む人もいれば、10年以上の人もいます。その間、年月をかけてじわじわと衰弱していくというよりは、転倒して入院して寝たきりになり、誤嚥性肺炎を起こして急な最期を迎える、というパターンを多く見てきました。

●末期がんと言われたら

抗がん剤の副作用で嘔吐《おうと》・下痢を繰り返して食欲が低下する人が多いです。また、がんの場合は「悪液質」という合併症が多く見られ、食欲不振、体重減少、骨格筋量減少といった症状が現れます。いずれも十分な栄養がとれないと、抵抗力が落ちて肺炎を併発したり、コロナウイルスのような感染症で重症化したりして、死亡リスクが高まります。

認知症の人と大きく異なるのは、がんが進行しても意思表示ができ、意思疎通が可能であることです。また、身体がつらくてもトイレだけは自力で行きたい、オムツはしたくないという人が多いです。

余命が残り1カ月ほどになると、倦怠感や食欲不振がより強くなり、がんによる痛みが出る頻度も高まります。トイレに行くだけでも体力を奪われて、呼吸が荒くなるような状況になり、説得をしてやむを得ずオムツを着用してもらうことがあります。痛みの緩和のために医療用麻薬を使用すると、うとうとと眠っている時間が長くなり、会話をする時間も減ってしまうことを心得ておく必要があります。

がんは余命が推測できるので、介護期間の終わりが読めます。段階的に症状が悪化していくことを、家族が最も実感しながら終末期を迎えることが多い病気です。

●難病で末期になると

ケース① ALS（筋萎縮性側索硬化症）

ALSは、手足は動かなくなっても、視力、聴力、痛みや温度の感覚、意識は最後まで残ります。また、尿意・便意もしっかり感じ、我慢をすることもできるため、初期段階の頃は自力でトイレに行きたいという人が多いです。症状が進行して足腰が動かなくなると、膀胱にバルーンカテーテルという管を入れます。自力で足腰が動かせない場合、オムツ着用では患者本人も介護するほうも交換時の負担が大きいからです。排便に関しては、介助者を伴いベッドの上で横向きになって行うケースが多いです。

のどの筋肉がやせてくると、発話や嚥下が困難になります。発話の代わりに視線で文字盤の文字を追って意思表示をしたり、まばたきで「はい」「いいえ」を表現したりします。最近は技術の発達により、パソコンを使って視線入力したり、関節のわずかな動きでクリック操作ができたりする装置も開発されています。

口から栄養がとれない場合は、胃ろうを造設して栄養補給をすることを検討します。胃ろうは胃に穴を開け、管で胃に直接栄養を入れる方法です。ただ、呼吸不全が進行してからの胃ろう造設は難しいため、嚥下機能に問題がない段階から胃ろうについての検討を始める必要があります。

呼吸に使われる呼吸筋の筋力が低下してくると、気管切開をして人工呼吸器をつけるかどうかの選択をしなければなりません。

ALS患者にとって、胃ろうをするかしないか、人工呼吸器をつけるかつけないかが大きな関門になってきます。胃ろうをしない場合の余命は、点滴のみでおよそ3カ月、点滴をしなければ1週間から10日程度となります。人工呼吸器をつけない場合の余命は、平均2～5年です。

私の患者の3人に2人は、人工呼吸器をつけない選択をします。ベッドの横で機械がガチャンガチャンと終始作動しているので、機械で生かされていると考え続けることが嫌だという人もいました。

ケース② パーキンソン病

パーキンソン病の場合、寝たきりになってじわじわと衰弱して死に至るというよりは、誤嚥で窒息したり肺炎を起こしたり、転倒して出血したりなど、急な事故が死因になることが多いです。症状の進行を遅らせるためには、日常的に適度な運動をしたり、転倒しないような室内環境を整えたりすることが重要です。

●老衰で迎える最期とは

病気や事故などの具体的な死因がなく、老化による身体機能の衰弱で自然死するケースが老衰です。嚥下機能の低下によって食べる量が減り、消化機能の低下も相まって体重が減り、足腰が弱って寝たきりの状態が続きます。この頃は、自力でトイレに行くこともできません。一日の大半を寝て過ごすようになると、老衰死によるお迎えが近いと考えられます。

まったく食べることができなくなると、1週間を目安に最期は眠るようにして亡くなります。ここで、点滴を使えば多少の延命は期待できますが、意識はなくただ呼吸をして寝ているだけの状態が続きます。私を含め、多くの医療関係者は必要以上のことはせずに見守ることを勧めますが、寝たきりの状態であっても一日でも長く生き延びてほしいという家族の希望があれば、私たち医師はそれに従うのみです。

●急に死に至るケースとは

高齢になると足腰が弱るため、転倒事故がとても多くなります。打ち所が悪ければ命取りになる場合もあるのです。骨折して入院し、寝たきりで過ごすことになれば、その間に認知症になり、退院する頃には自宅にも戻れないほど認知症が進み、そのまま高齢者施設に入所する人もいます。わずか数カ月で変わり果てた親の姿に戸惑う家族を、私はたくさん見てきました。転倒事故予防のためには、元気なうちからしっかり歩いて足腰が弱らないような手立てをしておくことが大切です。

新型コロナウイルスに罹患して肺炎を併発すると、抵抗力を失している場合はどんどん悪化して、入院したと思ったら1週間以内に死に至るケースも少なくありませんでした。

ほかにも、前日まで元気だった人が、夏期は熱中症、冬期はヒートショックが原因で突然死するケースがよくあります。親が一人暮らしをしている場合、夏期はエアコンの利用や適度な水分補給を強く促してあげてください。知らぬ間に脱水症状を起こし、朝目覚めたときにはもう虫の息だったという例もあります。

冬期は入浴時の寒暖差で血圧が急激な変化を起こし、心臓に負担をかけて心筋梗塞や脳卒中に至ることがあります。厚生労働省の２０２３年の統計によると、不慮の溺死および溺水による死亡者数が６９４４人、そのうち65歳以上が６５８５人で全体の約95％を占めています。この多くが入浴中のヒートショックによる溺死と推測できます。

日本医師会では、急激な寒暖差を避けるために、入浴前に脱衣所や浴室を暖房器具で暖めておくことを呼びかけています。浴室に暖房器具がない場合は、高い位置からシャワーで浴槽に給湯したり、お湯を張った浴槽のフタを開けておいたりすると浴室内全体が暖まります。また、入浴の際はすぐに浴槽に入らず、まずかけ湯をする、お湯の温度は41℃以下、浴槽につかる時間は10分以内、浴槽からはゆっくり出ることなどを推奨しています。浴室内の床との温度差対策に、すのこやマットを敷いておくことも忘れないでください。転倒事故防止にも有効です。

突然死の死因に多い脳卒中や心筋梗塞は循環器系の疾患で、入浴中以外にも起こり得ます。脳卒中は、突然ろれつが回らなくなって言葉が出ない、片方の手足や顔がしびれるといった症状が現れます。これらの症状に気づいたら、発症時刻を確認してすぐに救急車を呼びます。治療が遅れるほど半身麻痺が残ることが多く、重症の場合は死に至ります。

心筋梗塞は、突然の強い胸の痛みがサインです。心臓に血液が流れなくなり心筋が壊死《えし》する病気で、発症から1時間以内の適切な処置が重要となります。胸をえぐられるような痛みを訴えたら、迷わず119番に電話をかけて救急要請してください。

脳卒中も心筋梗塞も生活習慣病で、長年の積み重ねが原因となっています。食塩・脂肪分の過剰摂取、喫煙、大量飲酒、運動不足などに注意してください。

頼るべきは、主治医・ケアマネ・訪問看護師のトライアングル

さまざまな原因により身体機能や認知機能が低下して、親に在宅介護が必要になった際の頼れる存在が主治医、ケアマネジャー、訪問看護師です。この三者のサポートなしには、在宅介護は成り立たないといっても過言ではありません。

・主治医（かかりつけ医／訪問診療医）

患者の病状を把握し、適切な医療処置を行うとともに、患者本人や家族に対して病状や今後の見通しを説明、健康管理のアドバイスをします。在宅介護の中心的な役割を担い、ケアマネジャー、看護師のほか、必要に応じて薬剤師、理学療法士、作業療法士、管理栄養士などの医療関係者と連携し、情報共有や必要な指示出しをします。

在宅介護における主治医は、定期的な訪問診療だけでなく、容態の変化があれば往診もします。終末期は一日に複数回往診することもあります。

・ケアマネジャー（介護支援専門員）

介護保険法に規定されている専門職で、介護保険サービスを利用する際には欠かせない存在です。要支援・要介護認定を受けた人（利用者）に対して、適切な介護（介護予防）サービス計画書（ケアプラン）を作成し、介護保険の申請、介護サービスを提供する事業者との各種調整・連絡を行います。または利用者宅を定期的に訪問し、状況の変化に応じてケアプランの見直しを行います。

利用者やその家族の相談にも丁寧にアドバイスをしてくれます。ケアマネジャーは、介護保険全体のマネジメント業務をする立場であり、直接介護をしてくれる職種とは異なります。

・訪問看護師

介護が必要になり、さらに病気や障害を抱えている高齢者が、できる限り自宅で自立した生活を送れるよう支援します。患者の居住場所を定期的に訪問し、主治医の指示に従って医療行為や患者のケアを行います。主な業務内容は、健康状態の確認、注射・点滴・痰吸引などの医療行為、服薬管理、栄養管理、排泄管理などがあります。主治医、ケアマネジャーとともに、在宅での日常生活から看取りまで支えます。また、患者の家族にも寄り添い、心身ともにサポートをします。患者やその家族が生活している場であるため、それぞれの意思を尊重し、医療と生活の両方の観点を持った看護をする重要な役割を担っています。

訪問看護師の訪問回数や滞在時間は、介護保険か医療保険かで異なります。介護保険の場合は、ケアプランに沿って最低月1回から週6回まで訪問可能です。利用回数の上限はありませんが、介護保険の利用限度額を超えた分は自己負担になります。1回の訪問時間は、20分未満、30分未満、1時間未満、1時間30分未満の4つの区分があります。

医療保険を利用する場合は、通常一日1回、週3回までの利用に制限されます。ただし、末期の悪性腫瘍やパーキンソン病等の神経難病など、厚生労働大臣が定める疾患等の特別な場合はこれらの制限はなく、一日3回、週4回以上の利用が可能です。

こんなにある在宅介護サービス

親の介護をするうえで、介護保険サービスは上手に使うべきです。どのような介護保険サービスがあるかを把握しておくと、今後の予測ができると思います。

まずは、在宅介護で利用できる自宅訪問型の介護サービスの種類【図表7】と概要は次のとおりです。

【図表7】 さまざまな介護サービス

	介護給付 （要介護1～要介護5）	予防給付 （要支援1・要支援2）
都道府県・政令指定都市・中核市が指定・監督	● 居宅サービス 〈訪問〉 ・訪問介護 ・訪問入浴介護 ・訪問看護 ・訪問リハビリテーション ・居宅療養管理指導 〈通所〉 ・通所介護（デイサービス） ・通所リハビリテーション 〈短期滞在〉 ・短期入所生活介護（ショートステイ） ・短期入所療養介護（医療型ショートステイ） 〈そのほか〉 ・特定施設入居者生活介護 （有料老人ホーム等） ・福祉用具貸与 ・福祉特定用具販売 ・住宅改修 ● 施設サービス ・介護老人福祉施設（特養） ・介護老人保健施設（老健） ・介護療養型医療施設 ※廃止予定 ・介護医療院	● 居宅サービス 〈訪問〉 ・介護予防訪問入浴介護 ・介護予防訪問看護 ・介護予防訪問リハビリテーション ・介護予防居宅療養管理指導 〈通所〉 ・介護予防通所リハビリテーション 〈短期滞在〉 ・介護予防短期入所生活介護 （ショートステイ） ・介護予防短期入所療養介護 （医療型ショートステイ） 〈そのほか〉 ・介護予防特定施設入居者生活介護 （有料老人ホーム等） ・介護予防福祉用具貸与 ・介護予防特定福祉用具販売 ・介護予防住宅改修
市区町村が指定・監督	● 地域密着型サービス 〈訪問〉 ・定期巡回・随時対応型訪問介護看護 ・夜間対応型訪問介護 〈通所〉 ・地域密着型通所介護 ・認知症対応型通所介護 〈そのほか〉 ・認知症対応型共同生活介護 （グループホーム） ・小規模多機能型居宅介護 ・看護小規模多機能型居宅介護 ・地域密着型特定施設入居者生活介護 ・地域密着型介護老人福祉施設入所者生活介護 ● 居宅介護支援	● 地域密着型介護予防サービス 〈訪問〉 ・介護予防小規模多機能型居宅介護 〈通所〉 ・介護予防認知症対応型通所介護 〈そのほか〉 ・介護予防認知症対応型共同生活介護 （グループホーム） ● 介護予防支援

・訪問介護

訪問介護員（ホームヘルパー）や介護福祉士が要介護認定を受けている人の自宅を訪問し、必要な介護サービスを提供します。食事、入浴、排泄などの介助を行う「身体介護」、調理、洗濯、掃除などの家事を行う「生活援助」の2種類のサービスがあります。「生活援助」はあくまで利用者本人の自立支援を対象としており、家族やペットの世話、庭の手入れ、利用者が使用していない部屋の掃除などは対象外です。通院などを目的とした乗車・移送・降車の介助サービスを提供する事業所もあります。

なお、要支援認定1・2を受けた人向けには、「介護予防・日常生活支援総合事業（総合事業）」という市区町村主体の訪問型サービスがあります。こちらは介護予防を目的とした事業で、市区町村ごとの基準でサービスが提供されます。サービス内容により、ホームヘルパー、保健師などの専門職員、ボランティアなどが訪問します。

・訪問看護

主治医の訪問看護指示書に基づいて、看護師などの医療従事者が自宅を訪問し、健康状態の確認や療養指導、医療的ケアなどを行います。食事、入浴、排泄の介助、利用者の心理的ケア、家族の相談から看取りケアまで、幅広く支援します。また、訪問看護ステーションに所属する理学療法士、作業療法士、言語聴覚士が訪問看護の一環としてリハビリテーションを行うこともあります。

・**訪問リハビリテーション**

医師の指示で専門的なリハビリが必要と判断された要介護者の自宅に、理学療法士や作業療法士、言語聴覚士などの専門職員が訪問し、リハビリを行うサービスです。個別でリハビリが受けられるので、きめ細かな配慮をしてもらえる一方、自宅のため大型機器が使えず手段が限定されます。なお、食事や入浴の介助は行いません。

・**訪問入浴介護**

要介護認定1～5を受けていて、自力での入浴が困難な人、家族や訪問介護のサポートだけでは入浴が困難な人でかつ主治医から入浴が許可されている人が利用できるサービスです。一般的には介護職員2人と看護師1人の計3人で自宅を訪問し、専用の浴槽を利用して入浴サポートをします。入浴前に健康状態の確認を行い、体調によっては部分浴、清《せい》拭《しき》に変更する場合もあります。なお、要支援認定の人は、自宅に浴室がない、感染症などにより外部施設での入浴ができないなどの特別な事情があれば、「介護予防訪問入浴介護」のサービスを利用できます。

・定期巡回・随時対応型訪問介護看護

要介護認定を受けている人を対象に、日中・夜間を通じて訪問介護と訪問看護が一体的または密接に連携して、定期巡回または随時対応します。食事・入浴・排泄などの介助、調理・洗濯・掃除などの家事、療養上の世話や診療の補助をします。月定額制で利用者の状況に応じて、24時間365日、必要なサービスを必要なタイミングで受けられるので、独居の人や日中家族が不在の時間も安心して自宅療養ができます。

・**居宅療養管理指導**

要介護認定を受けていて、通院が困難な人を対象に、医師、歯科医師、薬剤師、管理栄養士、歯科衛生士などが訪問して、心身の状況、おかれている環境などを把握し、療養上の管理や指導、助言を行います。利用者が可能な限り自宅で自立した日常生活を営むことができるよう、療養生活の質の向上を図ります。医療的ケアの提供はしていません。

在宅介護でも自宅からの通所や宿泊が利用できる

在宅介護の高齢者が、自宅から日帰りで通ったり、短期宿泊したりできる介護施設の種類と概要を説明します。外部の施設を利用することで、高齢者は引きこもり防止や外部の人との交流が図れ、介護をする家族の負担軽減にもつながります。

・**通所介護（デイサービス）**

要支援・要介護認定を受けている人が日中の時間帯に通い、できるだけ自立した生活を送れるように、食事、入浴、排泄、機能訓練、レクリエーションなどのサービスを受けられる日帰り施設です。さまざまなプログラムを通して、利用者同士のコミュニケーション、認知症予防、社会的孤立感の解消などを図ります。多くの施設は自宅までの送迎をしてくれるので、自力での外出が難しい人でも、引きこもりにならず外部との交流が持てます。

・療養通所介護（医療型デイサービス）

難病や認知症、脳血管疾患後遺症などで重度の要介護者、がん末期患者など医療的ケアが必要な人が利用できる日帰り施設です。日常生活上の支援、機能訓練、送迎を行うことで、利用者の社会的孤立感の解消や心身の機能の維持、利用者の家族の身体的・精神的負担の軽減を図ります。定期利用、不定期利用のどちらでも可能なので、家族の用事などに合わせて利用することもできます。地域密着型サービスのため、施設と同じ市区町村に居住している人が対象です。

・認知症対応型通所介護（認知症デイサービス）

認知症の人が可能な限り自宅で自立した日常生活を送ることができるよう、専門的なケアを提供する日帰り施設です。食事、入浴、排泄などの介助、生活機能向上のための機能訓練、口腔機能向上サービス、送迎などを提供することにより、自宅に引きこもりがちな利用者の社会的孤立感の解消や心身機能の維持回復だけでなく、家族の負担軽減を図ります。利用定員は12人以下と定められており、少人数ならではの手厚い介護と症状に合わせたケアが受けられます。地域密着型サービスのため、施設と同じ市区町村に居住している人が対象です。

・通所リハビリテーション（デイケア）

要支援・要介護認定を受けていて、主治医の指示で専門的なリハビリが必要と判断された人が利用する日帰り施設です。主に、退院後や病気で寝込んだあとなどに、自立した日常生活を送れるよう支援することが目的です。理学療法士、作業療法士、言語聴覚士など国家資格を持った専門スタッフがサポートします。医療機関や介護老人保健施設（老健）、介護医療院に併設していることが多いです。デイサービスと同様に、食事、入浴、排泄などの介助、レクリエーション、送迎も行います。

・短期入所生活介護（ショートステイ）・短期入所療養介護（医療型ショートステイ）

主に在宅介護をしている家族のレスパイト（休息）ケアを目的として、高齢者が連続して最大30日まで宿泊できます。また、介護認定期間の半数まで（介護認定期間が180日なら90日）という規定があります。ショートステイ専門施設のほかに、特別養護老人ホーム（特養）、一部の有料老人ホームで利用できます。

投薬や痰吸引などの医療的ケアが必要な人は、短期入所療養介護を利用します。食事、入浴、排泄などの介助を基本とし、専門的なサービスを受けた場合はその分の利用料金が加算されます。退院直後のリハビリ目的や、入所施設が決まるまでの間、特養の入居待ちの間だけ利用する人もいます。

・小規模多機能型居宅介護（小多機）

要支援・要介護認定を受けている人が可能な限り自立した日常生活を送れるよう、「通い」を中心に、「泊まり」「訪問（訪問介護）」を組み合わせたサービスを提供します。食事・入浴・排泄などの介護、調理・洗濯・掃除などの家事、機能訓練、送迎を行い、利用者の状態が重度になっても在宅介護を続けられるよう支援します。月定額制で利用回数制限がないので、利用者や家族の状況に応じて、柔軟にサービスを組み合わせることができます。

ただし、小規模多機能型居宅介護には「30日ルール」があり、泊まりのサービスを利用中に訪問診療を受ける場合、泊まる前30日以内に自宅で訪問診療を受けていることが条件となっています。詳しくはケアマネジャーに確認しておくことが大切です。

小規模多機能型居宅介護は、通い・泊まり・訪問のいずれも同じ事業所のスタッフが対応するため、顔なじみの安心感があります。ケアプランを作成するケアマネジャーもその事業所内のスタッフが担当するため、外部の介護サービスを利用していた場合は、ケアマネジャーが変更になります。地域密着型サービスのため、施設と同じ市区町村に居住している人が対象です。

・看護小規模多機能型居宅介護（看多機）

「訪問看護」と「小規模多機能型居宅介護」を組み合わせたサービスで、通い、泊まり、訪問介護に加えて医療関係者が訪問し、看護と介護を一体的に提供します。退院直後の日常生活へのスムーズな移行、がん末期患者の看取り期や病状不安定期における在宅介護の継続、家族のレスパイトケアや相談対応による負担軽減などの目的がある人を支援します。地域密着型サービスのため、施設と同じ市区町村に居住している人が対象です。

なお、この施設にも「30日ルール」がある点と、それ以前に外部の介護サービスを利用していた場合はケアマネジャーが変更になる点は同じなので、注意が必要です。

在宅介護以外にもさまざまな介護施設が

さまざまな理由で在宅介護が難しいときは、介護施設への入所を視野に入れて検討する必要があります。どのような介護施設があるのか知っておけば、いざというときに早いタイミングで適切な施設を検討することができます。

介護施設には公的施設と民間施設があり、公的施設は国や自治体、社会福祉法人などが運営しています。入居費用が民間施設よりも低額ですが、入所の審査が厳しく待機者も多いので、必要な時期にすぐ入所できる保証はありません。一方、民間施設は条件が合い、

【図表8】 介護サービスの利用の手続き

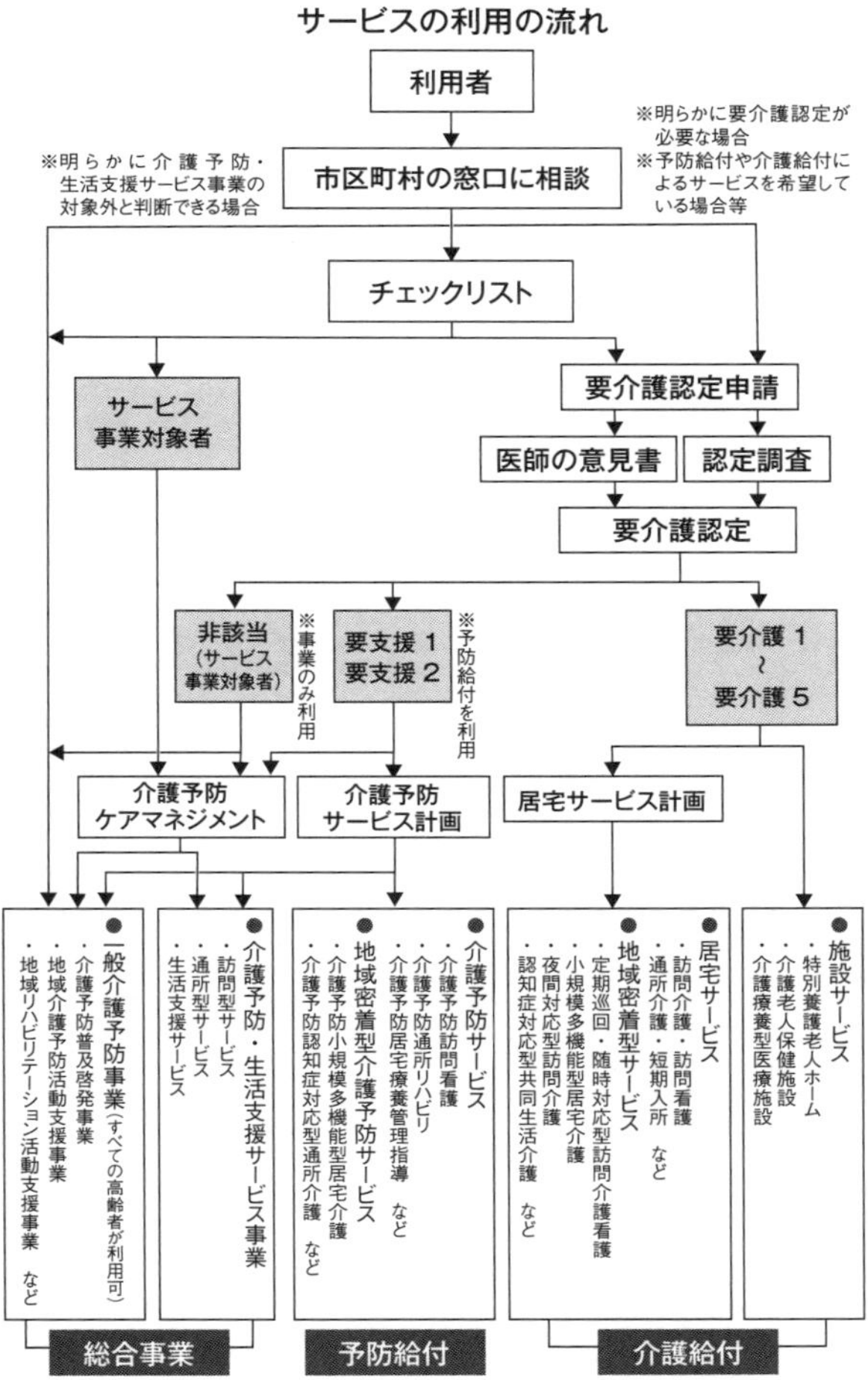
サービスの利用の流れ
利用者
市区町村の窓口に相談
※明らかに介護予防・生活支援サービス事業の対象外と判断できる場合
※明らかに要介護認定が必要な場合
※予防給付や介護給付によるサービスを希望している場合等
チェックリスト
サービス事業対象者
要介護認定申請
医師の意見書
認定調査
要介護認定
非該当（サービス事業対象者）
※事業のみ利用
要支援1 要支援2
※予防給付を利用
要介護1〜要介護5
介護予防ケアマネジメント
介護予防サービス計画
居宅サービス計画
●一般介護予防事業（すべての高齢者が利用可）
・介護予防普及啓発事業
・地域介護予防活動支援事業
・地域リハビリテーション活動支援事業 など
●介護予防・生活支援サービス事業
・訪問型サービス
・通所型サービス
・生活支援サービス
●介護予防サービス
・介護予防訪問看護
・介護予防通所リハビリ
・介護予防居宅療養管理指導 など
●地域密着型介護予防サービス
・介護予防小規模多機能型居宅介護
・介護予防認知症対応型通所介護 など
●居宅サービス
・訪問介護・訪問看護
・通所介護・短期入所 など
●地域密着型サービス
・定期巡回・随時対応型訪問介護看護
・小規模多機能型居宅介護
・夜間対応型訪問介護
・認知症対応型共同生活介護 など
●施設サービス
・特別養護老人ホーム
・介護老人保健施設
・介護療養型医療施設
総合事業
予防給付
介護給付

【図表9】 主な施設について

		対象	概要
公的施設	特別養護老人ホーム（特養）	原則として要介護3以上	24時間の介護を受けられる。自宅での生活が困難な高齢者に対して、日常生活の介助、機能訓練やレクリエーションなどを行う。 多くの施設が看取りまでケアする。希望者は申し込み順ではなく、緊急度が高い人から優先的に入所。
	介護老人保健施設（老健）	入院治療を終えた要介護1以上の高齢者	自立した生活を送れるためのリハビリがメイン。在宅復帰を前提としているため、入所期間は原則3〜6カ月だが、状況により継続して入所できる場合もあり。医療と介護が連携しており、日常生活の介助のほか、医療的ケア、看取りにも対応。再び入院が必要になった場合は退所。
	介護医療院	医療的ケアの必要性がより高い要介護1以上の高齢者	医療サポート、日常生活の介助、生活支援、看取りにも対応した長期療養施設。医師、看護師のほか、薬剤師や栄養士の配置が義務付けられ、医療機関に併設している施設も多い。医療的ケアの必要性が高く、より要介護度が高い人から優先的に入所。
	ケアハウス	自宅での生活が困難な60歳以上の高齢者	自立した単身生活に不安を抱えている。家族のサポートを受けられないといった人が低料金で入居できる。
民間施設	介護付き有料老人ホーム	高齢者全般	入居契約に基づいて生活支援と介護サービスを提供。施設によってサービス内容や料金、居住形態はさまざまだが、国が定めた基準をクリアし認可を受けて運営。
	住宅型有料老人ホーム	自立して生活できる人 要介護度が低い人	食事や洗濯など生活支援を行う施設。介護サービスの提供はしていないため、必要な場合は個別にケアマネジャーと相談してデイサービスや訪問介護などの外部サービスを利用する。
	サービス付き高齢者向け住宅（サ高住）	単身または高齢の夫婦のみの世帯	介護と医療が連携し、高齢者が自立した生活をしつつ、必要に応じて介護サービスを受けられる賃貸住宅。バリアフリー環境が完備され、安否確認や生活相談サービス（病院への付き添い、買い物の代行など）が受けられる。自宅とほぼ同じ感覚で自由に生活できることが特徴。
	グループホーム（認知症対応型共同生活介護）	要支援2以上の認知症の人	少人数（5〜9人）で共同生活を送る家庭的な雰囲気の施設。入居者は、自立した日常生活のための支援を受けながら、できることに応じて料理や洗濯などを担う。原則として、利用者の住民票と同じ市区町村にある施設に入居。住み慣れた街の生活で認知症の進行防止を図る。
	地域密着型介護老人福祉施設	要介護3〜5で常に介護が必要な人	地域に根ざした定員29人以下の小規模な介護施設。自宅での生活が困難な高齢者が、日常生活の介助、機能訓練やレクリエーションなどの介護サービスを受けながら暮らせる。

空きがあれば即入所可能ですが、数十万～数千万円の入居金が必要で、月額利用料も公的施設に比べると高めの設定です。

介護・医療の必要度が高まるなか、最も大切なこととは

超高齢社会である日本では、家族が親の介護をする場面は今後ますます増えていくはずです。ここで大切なのは、どこまで家族が関わり、どこから専門家に任せるかを適切に判断していくことです。

末期がんのようにある程度先が見えている場合はまだしも、認知症の場合は終わりが見えない介護生活が続きます。家族だけで抱え込んで介護を頑張りすぎてしまうと、疲弊してストレスを溜めたり、イライラして親にあたってしまったり、いずれ限界を迎えてしまいます。

ひと昔前の、家族だけでなんとかしなければいけない、他人の世話にはならない、という考え方から今こそ脱却する必要があります。症状が重くなってからでは選択肢が狭まりますし、気持ちの余裕がない状況で、熟考せずにさまざまなことを性急に決めがちです。

症状が軽いうちに気軽に相談をして、必要なときに必要なサービスを使って頼っていけばいい、という心構えでいてほしいと思います。

最も大切なことは、家族間で終末期から看取りに向けての心構えを一つにまとめておくことだと感じています。家族にはきょうだい、義理の娘や息子など、立場の異なる人がいます。できれば親の意識がしっかりしているうちに、親と家族全員が集まり、希望や意見の交換をして共通認識としてまとめておいてください。さまざまな予備知識を家族がしっかり備えていたとしても、意見がまとまっていなければ親が望む看取りが叶わないこともあるのです。

私は、家族・親子間の意見の食い違いや、お互いに譲れない思いがぶつかる場面をいくつも見てきました。それは仕方のないことですが、親の看取りについて本音で話し合うことも、子どもたちができる最後の親孝行だと感じています。ぜひ、親の気持ちを最優先に寄り添い、家族がお互いを思いやれる結論を導いてほしいと思います。

［第4章］

意思疎通が難しくなる前に！理想の最期を迎えるために親子で決めておくべきこと

約70％が自分で自分の最期を決められない

厚生労働省が作成した「人生会議」に関するリーフレットの中に、「命の危険が迫った状態になると、約70％の方が、医療やケアなどを自分で決めたり望みを人に伝えたりすることが、できなくなると言われています」との記載があります。

この「人生会議」とは、厚生労働省が策定した「人生の最終段階における医療・ケアの決定プロセスに関するガイドライン」に組み込まれたＡＣＰ（アドバンス・ケア・プランニング）を、「人生会議」という愛称で啓蒙活動を行っているものです。

ＡＣＰとは、医療関係者による取り組みから始まったもので、将来の変化に備え、そのときの医療やケアについて、本人を主体にその家族や近しい人、医療・ケアチームが繰り返し話し合いを行い、本人による意思決定を支援するプロセスのことです。

最近では、ＡＣＰのあり方として終末期の医療について決めておくことだけではなく、より幅広い意味を内包するようになってきました。自分が何を大切にして、どう生きたいのかなど、その人の人生観や思いまでを共有して、医療に反映していきます。

さらに、私たち医療や介護の関係者は、患者本人と繰り返し話し合いを行い、患者の意思を文書にまとめます。これによって、患者の意思が確認できなくなった場合でも、それまでのACPを基にして本人の意思を推測することが可能になります。

しかし、現在、自身や親が病気になったときの治療法や要介護状態になったときのこと、最期までの過ごし方である「終末期」のことまで考えている人は少ないように感じています。「終末期」を正しく理解することで、患者本人の人生の幕引きをどうしてあげられるか、そのときに家族それぞれに何ができるかを認識したうえで、患者にも家族にも最適な介護と看取りができるようになるのです。

私が考える「穏やかな最期の迎え方」を参考にしてもらうことで、人生の最終段階を迎えた親が、安心して自らが望む最期を迎えることができ、家族も後悔の少ない看取りができると信じています。

隠された病名、共有されなかった「終末期」のエピソード

家族間での「話し合い」の重要性について考えさせられたエピソードとして、末期がん

のDさん（男性）のケースは、私の中で強い後悔が残っています。

Dさんは、基幹病院からの依頼により、在宅看取りを希望されているとのことで私が担当になった患者でした。病院からの引き継ぎでは、家族が納得して看取りのために自宅に戻ってきたと聞いていましたが、Dさんにはその理由が伝えられていませんでした。さらに、家族はDさんに末期がんであることを隠してほしいという強い希望を持っていました。一方でDさんはこれからの治療に希望を持っており、在宅で少し療養すれば再び積極的な治療が可能だと信じていたのです。

そのため次第にDさんと家族の気持ちに食い違いが生じていき、家族間が険悪な雰囲気になってしまいました。点滴ひとつにしても、Dさんは回復のためだと思い込んでいるため、徐々に体調が悪化していくことへの苛立《いらだ》ちを抑えられない様子でした。結局、Dさんは回復が見込めないのならば病院に戻ると言い出しました。家族と相談の結果、病院できちんと告知を受けたあとに、本人が望むのであれば在宅に戻ることにして、こちらで改めて看取りの準備をすることになりました。

しかし、Dさんが本当の病名を知る間もなく、入院後すぐにがんの症状が悪化し、亡くなってしまったのです。こうして、Dさん本人はもちろん、家族や私にも後悔が残るような最期になってしまいました。

介護は、本人も含めて同じ土俵に立っていることが大切です。介護の始まりでは、ある程度の方針が定まっているとその波にスムーズに乗っていくことができます。延命治療をするのか、自宅でできることだけをやって看取りの方向に持っていくのか。そこで家族が、本人の意向をしっかりと知っていれば、みんなが納得して見送ることができるはずです。

家族が考える「終末期」を明確にしておこう

「終末期」という言葉は、死を迎えるまでの期間を指します。例えば医師に余命を宣告されたとき、意思疎通ができなくなったとき、または治療や医療機器のサポートなしで生きることができなくなったときなど、それぞれに具体的なイメージがあるかもしれません。実のところ「終末期」は、本人や家族によって状況がまったく異なります。「終末期」を決めるのは本人と家族であり、人の数だけ「終末期」が存在します。

どういうことかというと、意思疎通ができなくても、治療や医療機器のサポートを最大限に施して本人が生き続けたい、家族が生きていてほしいと思い、医療機器につながれてでも生き続ける選択をすれば、「終末期」ではなくなります。

逆に、治療や医療機器のサポートを受ければ死を遠ざけることができても、それらを一切行わず自然に任せて死を受け入れる選択を本人や家族がすれば、「終末期」を迎えたことになります。

現在、医療や介護現場では、回復の見込みがなく、本人や家族の意思を尊重したうえで死を迎える準備に入る期間のことを「終末期」「看取り期間」「ターミナルケア」などと呼んでいます。とはいえ、多くの人が「ここからが、私の終末期」だと意識して生きているわけではありません。そこで次のようなガイドラインを基に医療現場から本人や家族に「終末期」の判断を仰ぐことがあります。

2009年に、全日本病院協会の終末期医療に関するガイドライン策定検討会が発表した医療現場の「終末期の定義」では、「終末期」とは、次の三つの条件を満たす場合をいっています。

1. 医師が客観的な情報を基に、治療により病気の回復が期待できないと判断すること
2. 患者が意識や判断力を失った場合を除き、患者・家族・医師・看護師等の関係者が納得すること
3. 患者・家族・医師・看護師等の関係者が死を予測し対応を考えること

国の取り組みとしては、厚生労働省（当時は厚生省）が１９８７年度から１９８９年度にかけて「終末医療に関するケアの在り方の検討会」として、議論が行われるようになりました。その後も定期的に検討会が行われていましたが、２００６年に富山県射水市民病院における人工呼吸器取り外し事件の報道が過熱したことにより「尊厳死」のルール化の議論が活発化していきました。

２００７年、厚生労働省に「終末期医療の決定プロセスのあり方に関する検討会」を設置し、回復の見込みのない末期状態の患者に対する意思確認の方法や医療関係の決定手続きなどについての標準的な考え方を整理することになりました。その後の議論などから、

同年、「終末期医療の決定プロセスに関するガイドライン」がとりまとめられ、2015年には「人生の最終段階における医療の決定プロセスに関するガイドライン」に改称されました。

さらに、高齢多死社会の進展に伴い、地域包括ケアの構築に対応する必要があることや、欧米を中心としたACPの概念を踏まえた研究・取り組みの普及などを考慮して、2018年に「人生の最終段階における医療・ケアの決定プロセスに関するガイドライン」として改訂されたのです。

「人生の最終段階における医療・ケアの決定プロセスに関するガイドライン」では、次の1〜3の観点から、文言変更や解釈が追加されています。

1. 本人の意思は変化し得るものであり、医療・ケアの方針についての話し合いは繰り返すことが重要であることを強調すること
2. 本人が自らの意思を伝えられない状態になる可能性があることから、その場合に本人の意思を推定し得る者となる家族等の信頼できる者も含めて、事前に繰り返し話

し合っておくことが重要であること

3．病院だけでなく介護施設・在宅の現場も想定したガイドラインとなるよう、配慮すること

国が策定したガイドラインがすべてではありませんが、国もガイドラインを作り、時代に合わせて改訂するなどして、「終末期」について考えるヒントを提示しているのです。特にガイドラインの1と2では、家族間での「話し合い」の重要性について触れていることとは非常に意味のあることだと考えています。

「終末期」を過ごす場所について考えておこう

終末期をどこで過ごすかによっても、家族の心構えや準備（費用も含めて）が変わってきます。「終末期」を過ごす場所の選択肢としては、病院、施設、家と大きく3つに分けられると思います。

まずは、「病院」で過ごす選択をした場合です。病棟の病床は、医療法により「精神病

床」「感染症病床」「結核病床」「療養病床」「一般病床」の5つに分類されています。これに加えて、一般・療養病床を持つ病院・診療所が「高度急性期」「急性期」「回復期」「慢性期」の4つの機能から、各病院の病棟が果たす役割を1つ選んで病棟単位で都道府県に報告しています。さらに、入院料（診療報酬）の観点でも区分がなされます。

例えば、入院のきっかけはがんの治療だったとしても、末期状態となり回復の見込みがない「終末期」の場合は、多くのケースで3カ月以内に医療保険が適用される医療療養病床やホスピスなどに転院するか、介護保険が適用される介護療養型老人保健施設、特別養護老人ホームか、介護保険適用外の有料老人ホームなどに移らなければなりません。

移ったあとも、終末期を過ごすために看取り前提で入院（入所）した病院（施設）では、「延命処置について、どこまで対応するか」などを事前に確認されるので、患者本人や家族が望まない対応は基本的には行いません。もちろん、入院（入所）後に患者本人や家族の気が変わり、変更することは、いつでも、いくらでも可能です。

違う病院に移っても、入院の種類によっては期間が限られていることがあります。終末期が長くなると、期限が来るたびに次の受け入れ先を探し、いくつもの病院を転々とするということが起きる可能性があります。ただし、病院を選択した場合の費用は、「高額療養費制度」を利用すれば、医療保険の毎月の自己負担金が一定以上になった場合は払い戻しがあります。上限額は、年齢や所得、利用している健康保険の種類によって異なるので、利用時は保険証に記載された問い合わせ先（保険者）に確認してください。払い戻しについては、自主的に申請することが必要です。ただし、差額ベッド代や入院時の食事、福祉用具の購入費などは対象外となるため、その費用は全額自己負担となります。

次は「施設」で過ごす選択をした場合です。介護保険が適用される介護療養型老人保健施設、特別養護老人ホーム、介護保険適用外の有料老人ホーム（ただし、施設内で受ける介護保険に適用した介護サービスには介護保険、医療には医療保険が適用）などへの入所という選択肢があります。

施設への入所をするときに重要となるのが、その施設が看取りまで対応しているかどうかということです。それは医療行為や看取りが必要になったら、退去しなければならない施設があるからです。また、訪問診療医や施設内に常駐する医師や看護師がいるかということも、頻繁に医療行為が必要になるようなケースであれば選択するときの大きなポイントになります。

施設を選択した場合の費用は、公的な介護療養型老人保健施設、特別養護老人ホームであれば、入所者の収入に応じて1～3割の負担で施設代と介護サービス代（食事代などは自費）、医療費は医療保険の範囲（高額療養費制度）内での支払いになります。

ただし、介護保険適用外の有料老人ホームを選択した場合は、施設代が全額負担となるため、選択した施設によっては、多額のお金が必要になることがあります。

本人が家で終末期を過ごすことを希望していても対応できる家族がいなかったり、老老介護などで家での生活が安全ではなかったりする場合は、病院や施設を選択することが多いです。家で過ごしたいという本人の希望を優先して家族が自宅で介護していましたが、家族への負担が大きくなることで本人の心の余裕がなくなり、穏やかな最期を迎えることができなかったというケースもありました。病院や施設を選択しても、家族がいつでも（コロナ禍は制限あり）会いに行けます。医療や介護のプロに任せることで家族は心に余裕を持って、みんなが穏やかに終末期を過ごすことができるという利点があることを覚えておいてもらえればと思います。

最後は「家」で過ごす選択をした場合です。家で終末期を過ごす場合は、医療や介護サービスを家で受けるための手配が必要です。親が家で終末期を過ごすことを望んでいても、ずっと付き添っていなくてはいけないと考えて敬遠する子どもがいます。しかし上手に介護や医療サービスを活用すれば、24時間家族が付き添わなくても問題ない場合も多いです。

家で「終末期」に対応することは大変そうだ、という先入観で選択肢を狭めないでほしいと思います。医療や介護施設の人手不足などさまざまな事情もありますが、家で終末期を過ごし、看取ることは国も推奨しています。親が家で終末期を過ごしたいと希望した場合、対応できる医療や介護サービスの選択肢はひと昔前に比べて確実に増えてきています。

参考までに、家で最期を迎えるときの注意点を挙げておきます。定期的にかかりつけ医や訪問診療医を利用していれば、その医師に「死亡確認」「死亡診断」をしてもらったのちに、各届け出と火葬や埋葬に必要な「死亡診断書」を作成してもらうことができます。医師が臨終に立ち会えなくても、定期的に診療を行っていた医師であれば、死亡したあとに、患者の死亡をその医師が確認した場合に限り「死亡診断書」の作成が可能です。

しかし、在宅介護をしていて、それまでに定期的なかかりつけ医や訪問診療医などの利用がなく亡くなった場合は、まずは救急要請をする必要があります。救急隊員が蘇生《そせい》が不可能だと判断した場合は死亡扱いとなりますが、自然死扱いではないため検案が必要となり、警察に連絡します。検視の結果、事件性などがなければ警察から「死体検案書」を発行してもらわなければなりません。

私は「家」で過ごすことを選択した人をサポートする訪問診療医をしているということもありますが、介護保険による介護サービスや医療サービスを上手に活用すれば、家で終末期を過ごし、看取ることは十分に可能だと考えています。

特に医療的なケアが必要になってくる終末期では、訪問看護や看護小規模多機能型居宅介護（看多機）の利用が有効です。看多機は、【図表10】のようにすべてのサービスの利用に関することが看多機のケアマネジャーとの打ち合わせだけで済むので、個別に各サービスの事業者との打ち合わせや契約をする必要はありません。また費用においても、要介護度別に月定額制で臨機応変にサービスを組み合わせて利用することが可能です。そのた

【図表10】　４つのサービスを１つの看多機事務所が提供

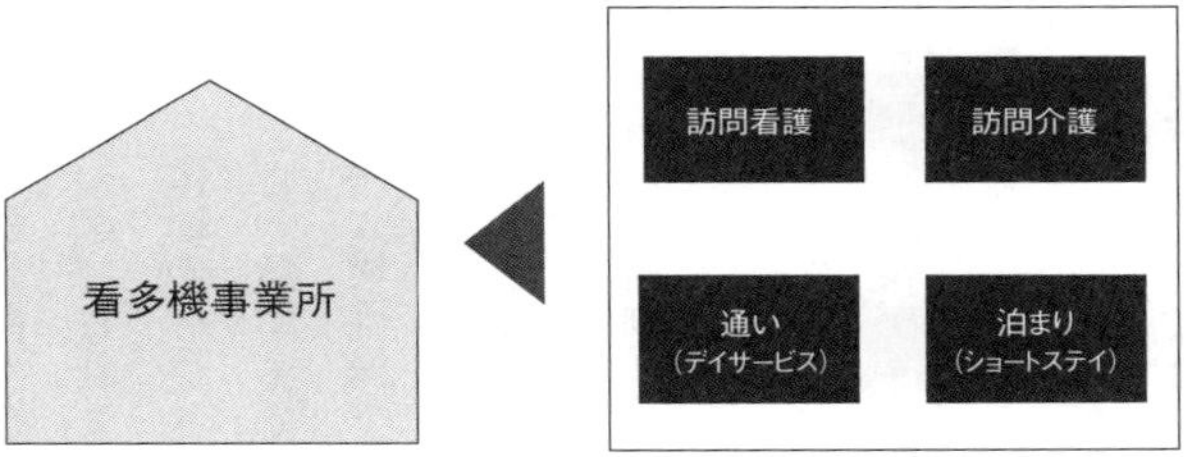

め、子どもが働きながらであっても、家で終末期を過ごすことを望む親のサポートが可能となるのです。

ただ家で終末期を過ごすための強い味方となる看多機ですが、ほかの介護サービスに比べて圧倒的に事業者の数が少ないという問題点があります。

「令和４年介護サービス施設・事業所調査の概況」（厚生労働省）によると、在宅介護でよく利用する介護サービスである通所介護（デイサービス）は２万４５６９事業所、訪問介護は３万６４２０事業所、訪問看護ステーションは1万４８２９事業所もあることに対して、複合型サービス（看護小規模多機能型居宅介護）は９０1事業所しかありません。

理由として、多岐にわたるサービスを24時間体制で提供するための人材確保が難しいという点、ほかの介護事業者に比べて開設の条件が厳しいという点などが挙げられます。非常に素晴らしい介護サービスなのですが、残念ながら現状では需要と供給のバランスがとれていないのです。

訪問診療医として、最期まで家で過ごしたい患者の望みをできる限り叶えたいと考えている私は、看多機の人材確保や施設開設を容易にするようにすべきだと考えています。

看取りの段階で病院を選択

Eさん（男性）は肺気腫を抱えていました。肺気腫とは肺の組織が壊れていく病気で、進行するにしたがって、呼吸が非常に苦しくなっていきます。Eさんは人工呼吸器を利用し、在宅で家族が介護をしていました。病状が進むにつれ、自発呼吸が難しくなり、在宅で使える装置では血液中の酸素濃度が上がらず、本人が苦しさを訴えることが多くなっていました。家族からも「とても苦しそうで見ていられない」という相談があり、高濃度の酸素投与のために入院しましたが、約1週間後に入院先で亡くなりました。Eさんは家族も含め、家で看取りをされたいと頑張っていたのですが、息苦しさには勝てずに最後は入院という選択をしました。

Eさんだけでなく、自宅介護に尽力してきた家族が、最期の苦しむ様子に耐えられず、救急車を呼ぶケースや、最終的に病院での看取りを選択するケースにもたびたび遭遇してきました。

私は、一概に最後の看取りの段階で病院を選択することが間違っているとは思いません。在宅療養を強く望んでいても、苦しむ姿を見るのは心が痛みますし、病状によっては自宅での介護や看取りが困難な患者や、病院のほうが安心できると本人が希望する場合もあります。

Eさんは、入院するまでの約半年間、希望していた自宅で過ごすことができました。最期こそ病院ではありましたが、限界まで住み慣れた我が家で過ごせたことに関しては後悔を残さない選択だったはずです。

本人が望んだことであったとしても、最後まで自宅で看取ることだけが最善の選択と考えるのではなく、各家庭に合わせた介護の仕方があるはずです。本人の望みにとらわれすぎずに、家族の心身に余裕がなくなる前に柔軟に対応してほしいと考えます。病気の種類によっては、半年、1年、何年もかかる場合があります。さらに、介護にはオンもオフもありません。これから介護を担う世代は、疲弊して共倒れを避けるために、かかりつけ医でもいいですし、公設機関の相談先や医療・介護サービスを見つけておくことが非常に重要になるのです。

施設入所で家族共倒れを防いだ

Fさん（女性）は、慢性腎不全を患っていて、人工透析を定期的に受けていました。透析は週3回ほど、高齢になればその都度病院に行くことも大変ななか、家族も付き添っていたのですが、仕事の都合で、毎回の付き添いが難しいという状況でした。

病気が進行してくると、透析にかかる時間や負担も大きくなり、寝込む時間が長くなり、家族としても自宅での介護の時間が増えていきました。そこで、Fさんの家族から、ある程度元気なうちに施設に入所すべきか、できる限り自宅で頑張るほうがよいかと相談がありました。

かかりつけ医として長年診てきた患者なので、Fさんが社交的で明るい人柄ということを知っていました。そこで、元気なうちに施設へ入所して、新しいコミュニティで友達を作り楽しく過ごされるのが良いのではないかと、透析を行う医療機関の近くにある施設への入所を提案しました。

こうして施設に入所したFさんは、予想どおり入居後すぐに友達ができ、スタッフとも親しく過ごしていると聞きました。付きっきりの介護をしていた家族は、「家で介護していたときは、仕事と介護の両立が大変で、本人も通院で疲れてしまい、なかなか話す時間が取れなかった。しかし、施設に入所してからは会話の機会が増えた」とうれしそうに話していました。

その後、Fさんは折々自宅へ帰って家族と過ごす時間も持ちながら、病気というよりは年齢的な老衰で、入所した施設で家族やスタッフに看取られて亡くなりました。亡くなったあと、家族から「この方法を提案してもらえて本当によかった。家で頑張っていたら、共倒れしていたかもしれない」と感謝の言葉をもらいました。

介護する側と介護される側が「ありがとう」と言い合える関係性は、お互いに心身ともに余裕がないとできないことだと思います。頑張りどころを見極めるための知識と支援を受けることで、家族も心のゆとりを持つことができ、それが、「ありがとう」と言い合える関係性を可能にします。また、介護のサポート役として、家族に頑張りどころを示すことが、私たちかかりつけ医の大切な役割だと思っています。

理想の「最期の迎え方」を親から聞いておこう

親がどのような「最期の迎え方」を望んでいるかを知ることは、終末期に決断で困ったときの大きな道しるべになり得ます。最期の迎え方の代表的な例としては、次のようなパターンがあります。

・延命治療

回復が難しく自力での生命維持が難しい人に対して、延命を目的とした治療を行うことです。呼吸をサポートする器具を使用したり、栄養や薬などを投与したりして生存している時間を延ばします。

・**緩和ケア（ホスピスケア）**

基本的にはがん患者を対象とし、最期まで穏やかに生きるために療養生活の質を維持することを目的として、患者の身体状況、家族の心理状況などに至るまでのケアを含んだＱＯＬ（生活の質）を改善します。ステージに関係なく痛みや苦痛を和らげるためのケアを治療と並行することが多いです。

・**ターミナルケア**

治療が望めない患者の生命を尊重しつつ、最期の時間をより穏やかに過ごすことを目的とします。主に身体的、精神的、心理的、社会的なケアを行います。

いずれのケアも家や施設、病院で行うことが可能です。しかし、多くの場合、「延命治療」は病院で行われます。一方で、「緩和ケア」「ターミナルケア」は自宅や施設での対応が比較的容易です。もし家での看取りを希望しない場合は、病院の緩和ケア病棟や、終末期の患者に対して質の高いケアを提供するホスピスを利用するという選択もあります。

ひとくくりに「延命（治療）」といいますが、医療現場では「延命措置」は、患者の生命を最優先に考える医療の一環として医師の判断で行われ、患者や家族の同意は必要ありません。

「延命処置」は、医師や看護師が判断し、患者やその家族との十分なコミュニケーションをとったうえで医療倫理や法律に基づいて行われます。医師の判断だけでは実施されることはありません。そのため、親の終末期、さらにいえば最期（看取り）の決断を迫られるのは「延命処置」をどこまでやるかということになっていきます。本人あるいは、本人が判断できない状態であれば家族が、処置の有無を判断しなければなりません。

だからこそ、親が元気なときに理想の「最期の迎え方」を聞いておくことができれば、家族が判断しなければならなくなったときの判断の道しるべになるというわけです。

例えば、患者が自らの力で栄養をとることができなくなったときに、人工栄養として点滴や胃ろうの設置を行うかどうかの決断を迫られます。判断をするまでの時間は意外に少なく、人にもよりますが、人工栄養の処置をしないと基礎体力がなくなり、1週間程度で死を迎えます。また、水分を摂取することが難しくなると、のどに痰が絡まるようになります。痰は定期的に吸引する必要があり、時には痰がのどに詰まり亡くなる場合もあります。

患者が自らの力で呼吸ができなくなったときは、人工呼吸器（人工呼吸）をつけるかどうかの決断を迫られます。自力での呼吸が難しくなると、脳や身体に送られる酸素量が低下するので、何もしないでいると1週間程度で昏睡《こんすい》状態に陥り死に至ります。

人工栄養や人工呼吸といった延命処置を行えば、大切な親が少しでも長く生きる可能性があります。しかし、判断するときの知識として延命処置を行うことで起きる弊害もあることを知っておいてほしいと思います。

例えば、自力での食事（栄養）の摂取が難しくなり、点滴をする延命処置を選択したとします。点滴で栄養や水分をとることはできますが、それにより身体や臓器がむくむため、心臓に負担がかかり患者は苦しい思いをすることがあるのです。その様子をずっと隣で介護している子どもが見て、親の苦しむ姿に耐えられなくなってしまうことがあります。「最期は在宅で迎えたい」という親の希望を叶えるために家で終末期を過ごしていたのに、苦しむ顔をこれ以上見たくないと感じた子どもが、死の直前で救急搬送を要請して、最終的に病院で亡くなるというケースをいくつも見てきました。

決断を迫られるときは、急を要する場合が多いので心に余裕がなくなるかもしれません。それでも、子どもは一時的な感情に振り回されず、何を大切にして決断すべきかを、短い時間のなかで考えてほしいのです。そこで迷いや感情に振り回されないために、あらかじめ親の希望を聞いておくことは非常に重要になります。

少し極端な例ですが、心肺が停止状態になったときに行う、心臓マッサージや除細動器（電気ショック）などを使うことも延命処置ととらえることができます。救急要請（救急車を呼ぶ）が延命処置になってしまうこともあるのです。

親が自然に亡くなることを望んでいたのに、家族が救急要請をして、救急隊員が救助に来た場合、法律上、救命措置を行う義務があります。その結果、本人の望まない心臓マッサージが延命処置となることがあります。

親から「理想の最期の迎え方」を聞いていても、親が突然倒れたり苦しがっていたりすると、家族は動揺して救急要請をしてしまうことがよくあります。大切な親が苦しむ姿を目前にしたら、家族だからこそ、放っておけない気持ちもよく分かります。一方で、親が「救急車は呼ばない！」などと細かく決めすぎると、家族には大きなプレッシャーになってしまうことがあります。そのあたりは柔軟に対応していくという大らかさを持ってもらいながら、親の希望にどこまで沿うことができるかを一緒に考える機会を作ることが重要です。

理想の看取りができないケースもある

しかしながら、理想どおりの最期を迎えることは難しいものです。子ども世代から「理想どおりではなかった……」と聞いた看取りの事例もあります。

終末期を迎えていたGさん（男性）は、できるだけ最期まで自宅で過ごしたいと希望していました。日常的にGさんのケアをしていた次男は、調子が悪くなってももう病院に行かずに見守ることを決めていました。一方で、普段は介護をしていないのに、発言力の強い長男が遠方にいました。

ある日、Gさんの症状が悪くなり、あとはもう看取るだけの状況を迎えていたところでした。しかしそこにやって来た長男が、父親を見るなり、「お父さんはまだ生きている。こんな状況なのに家で看ておくのか！」と勝手に救急車を呼んだのです。次男家族は本人の希望を尊重して、自宅で穏やかに看取ることを決めていたのに、一転してドタバタと落ち着かない状況のなか、Gさんは病院へ搬送され、そのまま亡くなりました。

このケースでは、遠方の長男と近くの次男で意思疎通ができていなかったこと、発言力が強い長男の言動を誰も止められなかったことが重なり、結果的に誰も幸せにならない看取りとなってしまいました。終末期を迎える前に、父親の意思を長男にも繰り返し伝えておくことが必要だったと思います。

同じように親族間のトラブルで理想の看取りが叶わなかったこともあります。在宅療養をしていたHさん（男性）は息子夫婦と同居していました。Hさんのいちばん近くでかいがいしく在宅介護をしていたのは、息子のお嫁さんでした。Hさんは自宅で好きなことをして死にたいという希望があったので、自宅で看取ることを決めて息子夫婦も同意していました。

ところがHさんがいよいよ終末期に近づいた頃、ほかのきょうだいがやって来て、「お父さんがこんな状態なのに、病院にも連れて行かないのか！」とお嫁さんをひどく責めたのです。彼女は、Hさんと接してきた時間が圧倒的に長く、一生懸命ケアをしてHさんの気持ちも理解していたのですが、嫁という立場上、言い返せませんでした。そして兄弟たちは、本人の気持ちを無視して病院に連れて行ってしまい、Hさんが望んでいなかった病院での看取りを迎えました。

この事例では、息子のお嫁さんがHさん本人といちばん関わっていたのに、血のつながりがないゆえに発言権を奪われたことが災いしました。義理の家族も含めて、家族全員で意思疎通ができていなかったために、不本意な看取りになってしまったケースです。

このような場合、病状や経緯を客観的に見守ってきた立場から、私は家族のみなさんに丁寧に状況を説明するように努めます。場合によっては、「私ならこうしたいです」と導くような言い方をすることもあります。それでも、親の終末期という緊迫した状況では、あまり介護に関わってこなかった家族のほうが慌ててしまい、積み上げてきたことをあっさりと崩し、親の希望さえ覆してしまうこともあります。

「終末期」について話すことが難しくても、これだけは決めておこう

親が「終末期」を迎える前にやるべきことはいろいろとありますが、できればこれらの内容を親子で、家族で、じっくり語り合ってもらうことが理想です。しかし介護はまだしも、「死」そのものについて話すことに抵抗を感じる人も少なくないと思います。そういう人たちに向けて、これだけでも事前に知っていれば、親も子もお互いに後悔が少なくなるであろうと思われる最後の技をお教えします。

少し乱暴ではありますが、私は最低限、次の３つのことに対する答えとして【　】内のいずれかに○をつけてもらうだけでも、特に子どもは親に関する重大な判断を迫られたときに負担を感じることが少なくなると考えています。

・延命はどこまで行うか→【まったくしない、人工栄養、人工呼吸】

・意思疎通（自己判断）ができなくなったときに、誰にどこまで対応してもらいたいか

→【家族による判断、医療や福祉関係者による判断】

・どこで最期を迎えたいか→【病院、施設、家】

この3つを確認する際に重要なのは、人の心はささいなことで変わることを忘れないでほしいということです。それを認めず「お父さんはこうしてほしいと言ったでしょう！」と、一度聞いた話の変更を認めないということは絶対にしてはいけません。そこはお互い柔軟に、身近な人が亡くなった際や、離れて暮らしているならば、お正月やお盆休みなどに、「そういえば以前はこう言っていたけど、今はどう思っているの？」と内容を最新情報に更新するつもりで何度も話し合ってもらえればと思います。

ただ、親が必ずしも本心を言っているとは限りません。日本財団「人生の最期の迎え方に関する全国調査」によると、人生の最期を迎えたい場所として当事者の58・8％が「自宅」、次いで33・9％が「医療施設」、3番目に多かったのが4・1％で「介護施設」でした。

当事者は「人生の最期をどこで迎えたいか考える際に重視することは」という設問に、95・1％が「家族等の負担にならないこと」、人生の最期を迎える場所として絶対に避けたい場所は、42・1％が「子の家」と回答しています。このように「自宅」で最期を迎えたいと望んでいても、子どもにはできる限り迷惑をかけたくないと思っている親が多いと感じます。心の中では「最期は自宅で」と思っていても、親は子どもへの配慮で「病院」や「施設」と言っている可能性が高いのです。

このような親側の事情を知ったうえで、親が話している内容のすべてを鵜呑《うの》みにするのではなく、できる限り本音に添うことができるように、折を見て、親子で何度も話し合ってほしいのです。子ども世代も話し合うたびに自身の考え方が変わっていくかもしれません。

「先に決めておくべきこと」を原則として、それが難しいときはどうすればいいのかをその都度考えていけばいいと思います。

例えば土壇場でそれまで強い意思で本人が語っていたことが覆ることもあるかもしれません。そうだとしても、「状況が変われば、望みも変わる」ということを知っていれば、今の本音を受け入れることができます。

再び、コロナ禍のような誰も予想だにしない事態が起きることがあるかもしれません。

ワクチンもなく、感染が拡大していた頃は終末期の対応が根本から変わってしまいました。一度入院してしまうと、たとえ家族であっても面会が禁止されていたので、最悪の場合は二度と家族に会えないまま亡くなるという人がいました。

先が見えないなかで、家族と最期まで過ごすために家で終末期を過ごすと選択しても、医療・介護従事者が感染したり、その家族が感染したりすると一定期間の自宅療養が定められていました。そのため、現場では人員が不足してサービスの提供ができなかった事業者もありました。そうなると、すべてを家族が担うという事態も発生しました。また、終末期や、持病があったり高齢だったりすると感染後に病状が悪化しやすいため、新型コロナウイルスで亡くなった人のなかには家族に看取られることも許されず、遺体が火葬されて、お骨になってからやっと家族のもとに帰ることができたというケースもありました。

コロナ禍のような事態では、最低限先に決めておかなければならないことが家族で情報共有できていないと、ゼロの状態から親は何を望んでいるのかを考えなければなりません。入院して、もう二度と会うことが許されない状態のなかで親の生死の決断を短時間で子どもがすることは、心理的に非常に大きな負担を負うことになり、親が亡くなったあとの後悔にもつながります。

そういった事態を防ぐためにも、やはり最低限決めておかなくてはならないことを話し合うべきです。ただ、それはあくまで原則として、事態や状況に応じて、その時々で理想どおりではなかったとしても、できる限り希望に寄り添ったり、後悔の残らない方法を模索したりするための道しるべにしてほしいのです。

もしものときについての話し合いを親子でしたことがあるという事実が、親にも子どもにも一定の安心感をもたらしてくれるはずです。年代に関係なく、死生観を考える期間でもあったコロナ禍は改めて、親と子どもがこれから先のことを考え、語り合う良い機会だったのかもしれません。

どうか「終末期」の過ごし方や「最期の迎え方」を親と考えたり、話し合ったりすることをマイナスにとらえずに、初めて知ることもあるであろうお互いの生き方や死生観を尊重し合い、その日を迎えるまでにそれぞれが幸せに生きるための親子の大切な時間ととらえてもらえればと思います。

いざ、親が終末期を迎えたら

親の介護では半歩先の情報収集を心掛けることが重要ですが、終末期は介護のときほど時間がないことが多いように思っています。そのため、私は家族が終末期を迎えたら、それをサポートする家族には一歩先の情報を収集するように伝えています。

例えば、家で最期を迎えるのであれば、訪問診療医や訪問看護師にこの1カ月でどのような経過をたどるかなどを聞くように促しています。1カ月先のことを知っていれば容態が急変しても、事前に情報を得ているので家族は慌てることが少なくなるからです。

末期がんの患者の場合、1カ月単位で状況が悪いほうに変わっていきます。そのため、サポートする家族は勤務先などに事情を相談して介護休暇を申請すれば、最後の1カ月は親と一緒に穏やかな時間が過ごせるようになるのです。また、話ができるうちに親の友人や親戚に連絡をとって、会いに来てもらうこともできます。状況が大きく変わる前にやるべきことの見通しを立てることが大切だと考えています。

一方で、経験豊富な訪問診療医や訪問看護師の見立てが、良いほうにも、悪いほうにも、外れてしまうことがあります。訪問診療医としての私の経験談になりますが、疾患に加えて誤嚥性肺炎を併発し、1週間は持たないだろうと予測していた患者がいました。しかし、その患者に処方した肺炎の薬が効いて炎症が治まり、予想をはるかに上回る期間を家族と一緒に過ごすことができました。

この患者のように、まれに「終末期」でも容態が好転することがあります。基本的には終末期の好転は一時的な安定状態で、下り階段の踊り場で少し休んで、また階段を下る道をたどります。ただし、その時間が長引きそうであれば、介護休暇中でも訪問診療医に改めて先の見通しを聞いて、仕事に戻るなどの対応を考えることができます。そして、医療・介護関係者と一緒に、新たな終末期をサポートする戦略を立て直すことができます。

反対に、まだ時間があると思っていたALS（筋萎縮性側索硬化症）の患者のケースがありました。友人や親戚に会いに来てもらうのは1週間後でも大丈夫だろうとして、1週間後に友人や親戚を呼び寄せた翌日、その患者は亡くなってしまいました。予想外のことが起きるのも、また、「終末期」なのかもしれません。

あなたが知らない、看取りで起きること

終末期のなかでも、いよいよ看取りが近づいてきた、あるいは訪問診療医から「そろそろかもしれない」と言われたときに起きることや、やるべきことがあり、それに対する心構えを持っておくことも大事です。

私はクリニックを開業してから、28年間で訪問診療医として約130人の終末期に立ち会ってきました。そのなかには、終末期を迎える原因になった病気だけでなく、それ以外の病気で最終的に亡くなってしまう高齢者もたくさんいました。

高齢者の看取りにおいて、老衰以外でいちばん多い病気はやはり誤嚥性肺炎です。また、誤嚥性肺炎がきっかけとなり敗血症（感染症に対する制御不能な生体反応に起因する生命を脅かすような臓器障害）になり亡くなるケースもあります。高齢者が患う肺炎は若者が患う肺炎より菌が複雑です。以前から保有している菌が免疫力の低下で活性化することで悪化することがあり、そのために薬が効きづらいという特徴があります。「肺炎で亡くなるの？」と思うかもしれませんが、高齢者の肺炎は命取りになるほど怖い病気なので

す。

また、誤嚥性肺炎の次に高齢者にとって死につながる病気は、なんらかの炎症です。膀胱炎は若い人もなりやすく、特に女性に多い病気です。膀胱に菌が入り込んで炎症が起こりますが、若い人がかかる膀胱炎の多くは単純性（急性）膀胱炎と呼ばれ、膀胱や尿道が正常な状態なのにもかかわらず、細菌感染が引き金となって急激に膀胱内に炎症が生じるというものです。

単純性膀胱炎は抗生物質を飲むなどしかるべき治療をすれば比較的すぐに治るのですが、高齢者はそうはいきません。高齢者は複雑性（慢性）膀胱炎といって、排尿回数が少ないことによる尿の停滞や異物の存在、持続的な細菌感染源のある膀胱で起こる慢性的な膀胱炎になりやすいのです。それが原因となり膀胱から腎臓に菌が上がって行き、高熱などを出す尿路感染症で命を落とすことがあるのです。

また、成人の10％が持っているとされる胆石（胆嚢《たんのう》にできる結石）による急性胆嚢炎や胆管炎から敗血症になり、亡くなるケースがあります。このように、終末期を迎える原因となった病気以外にも、免疫力の低下などで発症や進行がしやすく、治療が難しい病気が最終的に死を招きます。

それだけでなく、家で看取りをする場合は、予期せぬ病気で急激に介護が大変になることがあります。

例えば、寝たきりの状態になると、体重で圧迫される部位の血流が悪化して滞ることで、皮膚が赤くなり傷ができる褥瘡《じょくそう》（床ずれ）になりやすくなります。それを防ぐために、理想としては2時間おきくらいに患者の体位を変えなければなりません。さらに、痰が絡むたびに吸引の対応をします。トイレには行けないのでオムツ交換も必要になります。人工栄養として胃ろうを設置した場合、定期的に管理しなくてはなりません。

サポートできる家族の状態にもよりますが、状態が大変になればなるほど家族だけでは対応できなくなるうえに、介護保険による介護サービスを最大に利用したとしても人手が足りなくなることがあります。

そういったときは、サポートを受けている医療関係者（訪問診療医〈主治医〉、訪問看護師）に、医療保険による「特別訪問看護指示書」の交付について相談する必要があります（介護保険による訪問看護を利用している場合は医療保険に切り替える必要があります）。通常の訪問看護の利用は週3回までとされていますが、主治医に特別訪問看護指示書を交付してもらえば、週4日以上の利用が可能になります。ただし、特別訪問看護指示書の交付には次のような条件があります。

・急性感染症などの急性増悪時
・末期の悪性腫瘍など以外の終末期
・退院直後　など

主治医が「週4日以上の訪問看護の必要がある」と判断した場合に特例を除き、1人につき1カ月交付ができます。これまで以上に訪問看護の必要性があるとして、特定の疾患や病状の制限はありません。特別訪問看護の指示期間は最長で14日間です。担当する主治医や訪問看護師が特別訪問看護指示書について提案してくれることがベストなのですが、そうではない場合は家族から問い合わせてみてもいいかもしれません。

ほかにもALSなど指定難病により終末期を迎えた場合は、障害者のための制度で使えるサポートと介護保険や医療保険で使えるサービスを組み合わせて看取り体制を整えることができます。

各制度で受けることができるサポートに関しては、ケアマネジャーや地域包括支援センターに相談をして、上手に活用してもらえればと思っています。

あくまで私の見解ではありますが、在宅での終末期の相談先として、特に医療的なケアが増える終末期では訪問看護師の視点が重要になります。さらに、介護・医療サービスの組み立てではケアマネジャーの視点が重要になると考えています。相談時の参考にしてもらえればよいと思います。

その日が来ても冷静でいるために……人が亡くなるまでのシミュレーション

現代は核家族化していたり、病院で死を迎える人が増えたりしたため、医療・福祉関係者でもない限り、人が死ぬまでの経緯を、順を追って経験している人は少ないと思われます。事故や突然死でない限り、人は突如死を迎えるわけではなく、ほぼ次の経緯をたどって死に至ります。もしかすると、そのときが近づいたら訪問診療医や訪問看護師から話があるかもしれません。

1. 意識混濁（亡くなる2週間前くらいから、呼びかければ目を開けたり、話そうとしたりしますが、だんだんと眠っている時間が増えていきます）

↓

2. 死前喘鳴（呼吸しかしていないような状態で、呼びかけにも応えなくなります。嚥下機能が低下するので唾液や痰をうまく飲み込めず、呼吸とともにゴロゴロという音が出て、喘《あえ》いでいるような苦しそうな息づかいになります。亡くなる2日前くらいから、3割程度の人に見られます）

↓

3. 下顎呼吸（口を開けて呼吸し、顎を上下に大きく揺らすような荒い呼吸をするようになります。顎は動いていますが、呼吸があまりできていない状態です。亡くなる7、8時間前から9割以上の人に見られます）

↓

4. 四肢のチアノーゼ（身体に送られる酸素不足により手足が紫色になり、冷たくなっ

ていきます。亡くなる5、6時間前に8割の人に見られます）

5．橈骨《とうこつ》動脈の触知不可（血圧が下がり始め、手首内側にある拍動がなくなります。亡くなる2、3時間前にほぼすべての人に見られます）

ただ、これはあくまで一般的な流れです。人によっては、1から間を飛び越えて5へ数時間で移行する場合があります。もし、そうであったとしても、1から5のいずれかの状態をたどって、人は死を迎えるのです。

また、呼吸や心臓が停止しても、聴覚だけは最後まで残るといわれています。この話を知っていた私は、父親が亡くなったときに耳元でそれまでのお礼の言葉を伝えました。すると、呼吸と心臓が止まった父親が一筋の涙を流したのです。偶然かもしれませんが、それでも私は父親に最後のメッセージを届けることができたと感じました。この経験から、私は患者の家族には亡くなったあとであっても、何か伝えたいことがあれば、ご遺体に声をかけることを勧めています。

親を看取ったあとは、自分のケアを

看取りが終わったあとも、介護や看取りを引きずってしまう人がいます。それは介護や看取りに大きな後悔を残した場合です。しかも、介護や看取りを全力で頑張った人ほど燃え尽き症候群のようになってしまうケースが多いようです。

例えば、あのときの決断は間違えていたのではないか、もっと話し合いたかった、心残りがあるのではないだろうかなど、さまざまな後悔に苦しみ、なかにはメンタルや体調を崩してしまう人もいます。

1960年代にアメリカからヨーロッパへ広がり、日本では1970年代に研究が始まった「グリーフケア」というものがあります。

グリーフとは、日本語にすると「悲嘆」と訳され、大切な人を失った喪失感と、そこから立ち直ろうとする2つの間で気持ちが揺れ動き、それが心身に影響を及ぼし心身のバランスを崩すなどの変化が起きることです。そういった状態になった人に寄り添い、支援することを「グリーフケア」と呼ぶようになりました。

不慮の事故など故人が亡くなった原因にもよりますが、最近では、グリーフ状態からなかなか立ち直れない場合は、グリーフケアについて学んだ人などから支援を受ける動きが見られるようになりました。

私は「グリーフケア」も介護や看取りの延長線上にあると考えています。そのためグリーフケアといえるほどのものではありませんが、長い間関わった患者の訪問診療医となり、家族と一緒に家で看取りを行ったあとに、できる限り故人に手を合わせに行くようにしています。あるいは、家族から私のところに挨拶に来てくれることがあります。そのようなときに私は、家族と故人との介護生活を振り返り、「よく頑張りましたね」と在宅介護をともに闘い抜いた家族に労《ねぎら》いの言葉をかけるようにしています。

すると、ほとんどの家族が涙を流し「そう言ってもらえて救われる」といったことを口にします。みなさんどんなに気丈に振る舞っていても、大切な家族を失った悲しみは計り知れず、心に大きな傷を負っています。

私は医者として患者を看取るまでではなく、その後の家族を見届けるところまでが介護や看取りだと考えています。最後の話し合いを家族と行うことも含めて、これが私のなかでの介護と看取りなのです。

グリーフ状態に陥ることは、人の心の動きとして自然な流れです。そんなときは気のおけない人に故人との思い出や、あなたの思いをじっくりとできる限り否定せずに聞いてもらうとよいと思います。それによって癒やされ、少しずつ前を向くことができるようになっていきます。そのペースは人それぞれなので、自分のペースで悲しみから立ち直ってもらいたいと思っています。

どんなに完璧な介護や看取りをしても、何かしらの後悔は残るものです。結局、その後悔の大きさは、親が生きている間にどれだけ話し合いを持てたか、どのように親と真摯に向き合い、人としてどう接したかに尽きるのではないかと考えています。

［第5章］

親子二人三脚で歩んだからこそ
笑顔で最期を迎えられる！
いつか訪れるその日に
「ありがとう」と言って
お別れできるように

「今、親の介護をしている人」や「将来、親の介護をする人」へ

最後に訪問診療医として、これまで多くの方の介護や看取りに立ち会ってきた私の印象に残っているエピソードを紹介します。介護や看取りの形は家族の数だけあり、どれが正解かなどはありません。しかし、少しでも後悔が残らないようにすることはできると思っています。今、親の介護を頑張っている人や、これからの人には親の介護や看取りについて考えるきっかけにしてもらえたら幸いです。

胃がんを抱えながら自分らしく生きた母

85歳で進行性の胃がんが見つかったIさん（女性）は、検査をした病院で胃の全摘出を勧められました。このままでは食べることもできなくなるという説明を受けて、それならばもう何もしないで自宅で好きなことをして過ごしたいと希望したため、かかりつけ医の私がIさんを最期まで担当することになったのです。

Iさんの近所に住んでいた娘さん2人を交えて相談した結果、Iさんは長女の家で介護

をすることになりました。そして24時間対応の訪問看護ステーションの訪問看護を利用し、何かあればすぐに来てもらえる体制を整えました。在宅介護の途中、痛みが出てきたこともありましたが、薬の調整をしてほとんど痛みを感じない状態にできました。看護師は娘さんたちにIさんが食べやすい食事や介護に関する指導も行いました。2人の娘たちは入れ代わり立ち代わり介護し、どちらかがIさんの横にいるようにして、一緒に昔話をするなどしていました。

訪問看護のほかにもさまざまな介護サービスを利用していたIさんは、デイサービスに行っておしゃべりをすることが大好きでした。デイサービス側にも、Iさんの病気のことや、体調が急変しても病院へは搬送せず自宅での看取りを希望していることを共有し、具合が優れないときは早めに帰宅させるなど協力してもらいました。Iさんは、デイサービスに行かない日は自宅で手芸をして過ごすなど、多趣味で活動的な人でした。

デイサービスに1年半ほど通った頃から、だんだん弱って足腰も立たなくなり、車椅子を利用するようになりました。Iさんはそんな状況でもデイサービスに行くことを希望し、多少しんどくても通い続けていました。貧血がひどくなると、立っていることすらできなくなり、トイレにも行けなくなり、娘たちがかいがいしく介助しながら過ごしました。

いよいよ危ないと判断した看護師から私に連絡が入り、その日から毎日Iさんの様子を見に行きました。それから1週間後に、自宅で眠るようにして亡くなりました。Iさんは、亡くなる1週間前までは意識があり、目を開けているときは話すこともできました。胃がんが判明してから約3年の闘病生活でした。

これは、比較的元気なうちからIさんの希望を聞くことができ、どのように支えていくかをケアマネジャーや訪問看護師と何度もカンファレンスをして、協力体制をしっかり整えられたことで、在宅介護や穏やかな看取りが滞りなくできたケースです。

Iさん自身も、延命処置や不要な治療はしない、最期まで好きなことをして過ごすという強い意思を持って初志を貫きました。

もし、Iさんが胃がんを告知されたときに入院を選択していたら、基本的に毎日ベッドの上で過ごすため、すぐに足腰が弱って誤嚥性肺炎を起こすなど、胃がん以外の病態でさらに弱っていたのではないかと予想できます。また、誰かが救急車を呼んで搬送されていたなら、病院は命を助けることが目的なので、人工呼吸器をつけ、点滴も輸血もして延命処置を施したと思います。結果的に、さまざまな機械や管につながれて、息を引き取る日までそのままベッドの上で動けない日々を過ごすことになっていたかもしれません。

在宅での看取りは、介護を担う家族の理解と協力が不可欠です。しかし、医師・訪問看護師・ケアマネジャーという専門家のサポート体制があれば、それほど難しいことではありません。特に、がんの場合は徐々に病気が進行して、終末期を迎えることが一般的なので、親本人もそれを支える子どもたちも段階的に心構えができます。

Iさんを看取ったあと、娘さんたちは「この3年は母とたくさん話すことができ、私たちがまだ小さかった頃の実家にいるような時間がよみがえりました」と話してくれました。

かかりつけ医がいないまま、末期を迎えたがん患者の最期

肺がんを患っていた63歳のJさん（男性）は、私のクリニックがある堺市に住んでいました。ところが、自宅から離れた大阪市内の病院で入退院を繰り返し、通院もその病院に

継続していました。

ある日、Jさんの娘さんから、余命いくばくもない父親（Jさん）の残り少ない時間を自宅で過ごさせてあげたい、と相談を受けました。Jさんのがんが判明したのは4年ほど前で、地元の病院にはかかっておらず、かかりつけ医もなく介護サービスはまったく利用していないという状況でした。

通常、介護保険は65歳以上から被保険者（第1号被保険者）となり、介護サービスが利用できますが、要介護（要支援）状態が老化に起因する疾病（詳細は第2章参照）による場合に限定して、40歳から64歳の人も被保険者（第2号被保険者）になります。

私は病状を確認するため、すぐに自宅を訪ねました。直前まで大阪市内の病院に入院していましたが、自宅で最期を過ごすため、やや強引に退院してきたばかりでした。すでに、苦しそうに肩で息をしていたJさんは、いつ息を引き取ってもおかしくない状態でした。

そこで私は、日頃からつながりのある介護関係者に急遽連絡をとり、その日のうちに訪問看護が毎日入る体制を整え、業者に酸素ボンベの手配をしてもらって在宅酸素療法を行いました。それでもJさんは息苦しさを訴え、酸素濃度を上げたり、点滴をしたり、できる限りの処置をしました。しかし、その翌日にJさんは亡くなってしまったのです。

医師の私の目には、Jさんはただ苦しい思いをして入院先から自宅に移り、息を引き取ったように見えましたが、家族は「父親を住み慣れた自宅で看取ってあげられてよかった」と言っていました。

私としては、せめてあと1週間早く在宅療養の体制を整えられていたら、もう少し状態を安定させて、自宅で楽に過ごすことができただろうと悔やまれます。Jさんが大阪市内の病院で治療を続けていたときは、手術も抗がん剤治療も受けたものの、がんはどんどん進行してしまったといいます。この段階でかかりつけ医に相談していれば、Jさんも自宅でやりたいことをやりながら、穏やかに過ごせたのではないかと思います。

親が元気なうちから、地元で気軽に相談ができるかかりつけ医を持っておくと、早い段階から在宅診療、在宅介護のサポートを受けることができます。その親を支える家族も、より安心して過ごしながら、住み慣れた場所で穏やかに見送ることができるのです。

介護サービスを拒んだ老老介護の顛末《てんまつ》

79歳でパーキンソン病を発症したKさん（男性）は、在宅療養をしていました。子どもは遠方にいたため、すべての介護をKさんの3歳年下の妻が担っていました。ただでさえ、体力的にも精神的にも負担の大きい介護なのに、Kさんは介護サービスを何も利用していませんでした。いわゆる老老介護の状態にあり、いずれ共倒れになる危険が大きいと感じていました。

訪問診療を担当していた私は、奥さんに訪問介護や訪問看護などの利用を何度も勧めましたが、「夫はいろいろな人の世話になるのを嫌がっているので使いたくありません」と断り続けました。実際には、介護サービスの利用を拒んでいたのは、Kさんではなく奥さんのほうだったのです。

最初こそ奥さんは一人で介護を頑張っていましたが、認知症も併発していたKさんに夜間せん妄の症状が出てくると、奥さんは眠れない日々が続きました。そこで、再度介護サービスの利用を提案し、ようやく訪問看護を使い始めました。

しかし、それまで頑張りすぎてしまっていた疲労はなかなか回復しませんでした。結局、奥さんのレスパイトケアを目的に、Kさんはショートステイを利用することになりました。奥さんはKさんの介護がスタートしてから、初めてほっと一息つけたのです。

すると、あれだけ介護サービスの利用を拒んでいた奥さんが、もうKさんの介護はできないと言い出し、Kさんはそのまま施設に入所することになりました。Kさんがショートステイをしている間に、一人で頑張っていた介護がどれだけ大変だったかを振り返り、燃え尽きたのだと思います。

その後、Kさんは誤嚥性肺炎を起こして亡くなりました。施設に入所して1週間後のことでした。

もう少し早い段階から介護サービスを利用していれば、奥さんもそこまで疲弊することなく、Kさんとも適度な距離を保ちながら過ごせただろうと思うケースです。介護サービスの利用について、Kさんの遠方に住む子どもの後押しがもっとあればよかったなとも思いました。親世代は、介護サービスを利用することは他人の助けを借りることという意識が強く、それをよしとしない人が多いのです。また、自宅に他人が入ってきたり、生活習慣が変わったりすることに抵抗を感じる人もいます。

私はクリニックでの診療と訪問診療の両方を行っていますが、クリニックでの診療から始まった患者のなかには、自宅に他人を入れたくないがために、多少無理してでもタクシーなどを利用してクリニックまで来る高齢者が意外に多いと感じています。そこまでしなくても、私や訪問看護師が自宅に行くのにと思うのですが、その一歩が大きなハードルだったりします。


自分たちだけで介護を抱え込んでしまい、切羽詰まった状況になってから介護サービスを入れると、長続きしないことがあります。Kさんの妻の場合もそうですが、説得を重ねてどうにか介護サービスの利用を始めた頃には、介護をする側が疲れ果てて倒れてしまい、介護される側は施設入所しか選択肢がない状況まで追い込まれていることがあります。

私が訪問診療を担当している高齢患者のなかで、在宅介護を始めた初期から適切な介護サービスを利用している人は、介護する側の人が過労で倒れたり精神的に追い詰められたりするケースはほとんどありません。頼るべきところに早めに頼っていれば、サポート体制が確立されているので、ケアマネジャーがショートステイを手配するなど、介護する側が倒れる前に早めに対策して追い込まれるような状況を回避するからです。

もし、子ども世代が、諸事情で親の介護に携われない状況であるなら、ぜひ早めの介護サービスの利用を後押しする存在になってください。在宅介護を無理なく続けるためには、介護サービスの利用は必須です。

また、母親が父親の介護を、もしくは父親が母親の介護を、といった配偶者のいずれかが一人で介護をしている場合、介護する側の親の様子もしっかり見ておくことが大事です。介護疲れしていると感じたなら、すぐにかかりつけ医に相談してもらいたいと思います。親は元気そうに装っていることがあるからです。私自身も患者の子どもから「介護をしている母親が寝込んでいて心配です」と連絡をもらって、初めて気がつくことがありました。

さらに、病気の今後の見通しについて親本人や配偶者に説明をすると、当事者だからこその思い込みや先入観が入り、冷静に受け止めることができないことがあります。そのようなとき、客観的に判断できる子どもが立ち会って一緒に話を聞いてもらえると、私たち医師も心強いのです。

介護開始から終末期にかけて、症状が進むにつれ、その都度決断をしないといけない場面に直面します。その場に子どもが加われば、親の決断に対して第三者の視点で考えることができます。核家族化している今の時代、高齢の親と同居している子どもは多くありません。同居していたとしても、私たち医師が訪問診療に行く平日昼間の時間帯は、仕事で立ち会えないことがほとんどです。けれども、子どもも日頃から親のかかりつけ医と話す時間を作り、関係を構築しておくことは大切です。

尊厳死を望む母の「看多機」（看護小規模多機能型居宅介護）での看取り

80歳でALS（筋萎縮性側索硬化症）と診断されたLさん（女性）には娘が2人いて、次女家族（夫、小学生2人）と同居していました。Lさんが受診していた医療機関からの紹介で、私がその後の在宅支援をすることになりました。Lさんは元看護師で、病気や治療について熟知したうえで一切の延命処置を望まず、人工呼吸器、胃ろう、点滴による栄養投与（中心静脈栄養）も拒否する姿勢を示しておられました。

Ｌさんの娘さんは２人とも仕事をしており、家族が介護することは難しい状況でした。そこで、まずは訪問診療から始めて、訪問看護ステーションなどの介護サービスを導入しました。

Ｌさんは A L S の診断を受けてからすぐに、病状の進行を抑制する点滴を投与していました。ところが、非常に進行が速く、６カ月後には歩行不能になり、移動は車椅子を使うことになりました。左腕はほとんど動かせず、右腕はベッドの上で水平面に沿って動かすのがやっとで、会話や食事をとることにも支障が出てきました。

その頃のＬさんは、「もう死なせてほしい」「口から食事ができなくなったら注射で眠らせてほしい」「家族に迷惑をかけたくない」ということを繰り返していました。元看護師として自立して生きてきたことに誇りがあり、弱っていく自分を見せたくないという信念が感じられました。また、元看護師として介護の大変さが分かっているからこそ、娘たちに負担をかけたくない思いがあったのだと思います。

母親の思いを尊重したくても仕事を休めない娘たちは、施設や入院できる病院を探してほしい、自宅で看取ることは難しいと相談してきました。

医療的ケアには休みがなく、24時間不休でいつまで続くか分かりません。苦労と心配を抱え続けるのは誰にとっても大きな負担です。患者のなかにはそのことを理解しているため、「自宅で死を迎えたい」と言い出せない人もいます。子どもに迷惑をかけたくないと考え、住み慣れた自宅で最期を迎えたいにもかかわらず、その思いを胸に秘めて亡くなる人も少なくありません。

そこで私は、Lさんと娘さんたちに近隣の看多機の利用を提案しました。看多機であれば、病状に応じて在宅療養と施設での泊まりを臨機応変に使い分けることができ、患者の状況次第では自宅で看取れる可能性もあります。

LさんはALSの診断を受けてから9カ月後には、四肢がほぼ動かせなくなり、安静にしていても息苦しそうな状況が続きました。食事は、おかゆやプリン、バナナのようなごく柔らかい物はなんとか口にするものの、むせてしまいます。

ALSの診断を受けてから11カ月後には、一日のほとんどをベッドで過ごすようになり、食事の量も減ってかなりやせてきました。Lさんは四肢の先端部のむくみがひどく、全身の痛みとだるさを訴えました。近いうちに食事をとることが難しくなり、急に呼吸ができなくなることも考えられるような状況でした。

そこで、主治医（私）、娘2人、ケアマネジャー、訪問看護師が集合して、今後の方針について話し合いました。Lさんの意向に沿い、症状が急変しても救急搬送や心肺蘇生はせず自然な形で看取りを行う、呼吸がしんどくなったら点滴や注射で落ち着かせる、食べることができなくなったときにLさんが希望すれば点滴をするが基本的には何もしない、ということを全員で確認し合いました。

その翌月（ALS診断から1年後）には、看多機と自宅との移動がLさんの負担になってきたため、私が看多機へ訪問診療をする形に切り替えました。その頃のLさんは、水やゼリーを少し口にする程度で、便秘が悪化し、尿閉（尿がまったく出ない状態）を起こすなど、このままでは危険な状況になっていました。

さらに翌月の初めには、Lさんの言葉が不明瞭で聞き取れなくなりました。定期的に服用していた精神安定剤をどうにか服用できる状況でしたが、その2週間後には服用を拒否してきたのです。私は、「これ以上精神安定剤を飲んでも、もう覚醒できないのではないか」とLさんが訴えているように感じました。そのため、薬物治療をそこですべて中止することにしました。Lさん自身も、死期が迫っていることを感じ取っていたようでした。

私は、家族に見舞ってもらうことを勧め、その2日後には親類たちがLさんのお見舞いに看多機を訪れました。そして、その翌日の夕方、Lさんは眠るように静かに息を引き取りました。2人の娘さんは「介護が始まった頃は、施設入所しか考えられませんでしたが、母の思いに寄り添った形で看取ることができ、母も幸せだったと思います」と話してくれました。

これは、介護する子どもが仕事などであまり関われなくても、ALSのような難病の親を在宅中心に看病できたケースです。看多機のメリットとしては、基本的に月定額制で、通い、泊まり、訪問看護、訪問介護を臨機応変に利用できることです。

医療ニーズが高く、在宅医療の希望が多い難病やがん末期患者の受け入れ先は、現時点ではまだ少なく、なかなか見つからないのが現状です。親が重篤な疾患を抱えている家族ほど、自宅への訪問サービスのみの医療的ケアでは不安に感じる人もいるかもしれません。延命処置をせず、自然な形での尊厳死を希望している人やその家族にとっては、非常に使い勝手の良い施設といえます。親の居住地区内に看多機があるかどうか、ぜひ確認してみてください。在宅介護へのハードルが1つ下がると思います。

ただし、看多機にはいくつかの課題があります。看多機を利用する以前に外部の介護サービスを利用していた場合、看多機の利用を機にケアマネジャーが変更になるため、現在担当しているケアマネジャーが積極的に看多機を勧めたがらないのです。また、看多機の利用中は、外部の介護サービスを利用できないため、その看多機にないサービス（リハビリなど）を利用したくてもできません。

さらに、訪問診療に関して「30日ルール」があり、泊まりのサービスを利用中に訪問診療を受ける場合、泊まる前30日以内に自宅で訪問診療を受けていることが必要です（ただし、末期がんを除く）。つまり、看多機で訪問診療を受けるためには、30日ごとに一度自宅へ戻って訪問診療を受ける必要があるということです。これに関しては、ルール改定を求めて関係各所に働きかけを行っている最中です。これらの課題が解決できれば、利用者にとっても家族にとっても、もっと利便性の高い介護サービスになるはずです。

地域の連携で在宅医療を完遂

ＡＬＳ（筋萎縮性側索硬化症）を患っていた68歳のＭさん（女性）【写真】は、薬剤師の一人娘と同居していました。在宅介護を希望していたため、私が訪問診療を担当することになりました。地域の保健師、難病医療センターにも関わってもらい、公的補助で吸引器や吸入器を利用することになりました。基本的には訪問看護、訪問介護を利用し、必要に応じて私のクリニックの看護師も訪問する体制をとることにしました。

Ｍさんの病状が進行して、痰を吐き出すこと、口から食事をすることが困難になり、71歳のときにＭさんの希望で胃ろうを造設、鼻マスクによる人工呼吸器、膀胱カテーテルによる排尿管理を始めました。鼻マスクによる人工呼吸器は、気管切開を伴わず自宅で安定した状態で実施できる人工呼吸療法ですが、誤嚥のリスクがあり、確実な気道確保ができない、効果的な吸引ができないといったデメリットがあります。より長時間の見守りが必要と感じた娘さんは、薬剤師の仕事をやむを得ず休職して、介護に専念することにしました。介護離職は経済的な問題とともに、社会とのつながりを失うことで精神的な問題を引き起こすこともあります。

私は娘さんの心身のケアも重視し、連絡を密にしてなるべく会話をする機会を設けるよう心掛けました。年始に娘さんに年賀状を送ったところ、そこに記した「お母様の介護をしっかりされていて、敬意を表します」という言葉に胸が熱くなったと伝えてくれました。休職までしてたった一人で母親の介護をしていた娘さんの重圧を考えると、心が押しつぶされそうになる日もあっただろうと想像できます。

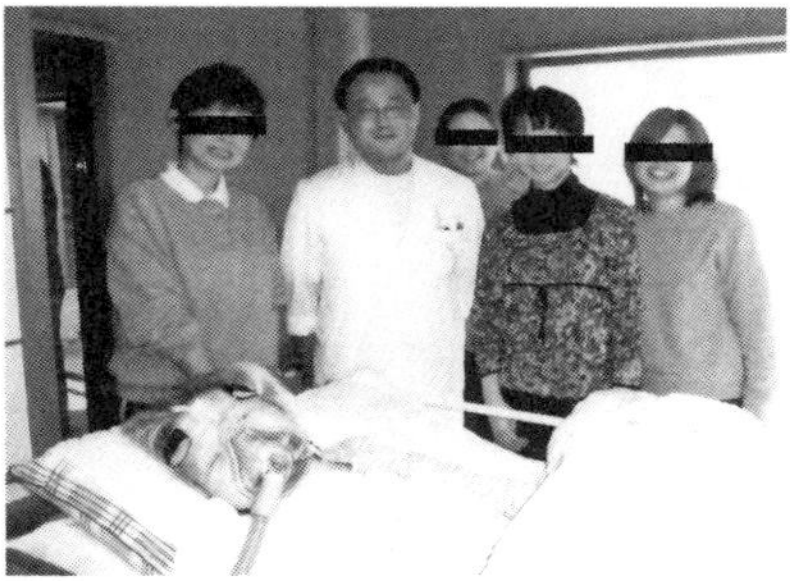
ALS を患っていた M さんとご家族

それからさらに病状が進行したMさんは、鼻マスクによる人工呼吸器では呼吸機能の減退を補えなくなり、たびたび救急搬送されるようになりました。それでも在宅医療を続けられたのは、重篤なトラブルの際には地域の急性期病院の専門医が快く受け入れてくれたからです。
Mさんが73歳のとき、本人の希望どおり、自宅で娘さんに看取られながら、呼吸不全で亡くなりました。その後、Mさんの娘さんが「休職や度重なる救急搬送など大変なこともありましたが、最後に母の希望を叶えてあげられて、親孝行ができました」と話してくれたときの安堵《あんど》の表情が印象的でした。

これは、在宅医療において、病院を含めた地域の密な連携がいかに大切かを私自身が痛感したケースです。Mさんの在宅医療を開始した当初から、地域のさまざまなネットワークが関わっていました。厚生労働省は地域連携等による在宅医療の体制整備について医療計画を発表しており、今後見込まれる在宅医療の需要の増加に向けて、地域の実情に応じた在宅医療の体制整備を進めています。在宅療養患者の急変時に適切に対応するための情報共有や連携、平時から在宅医療にかかわる関係機関における連携体制の構築が、より一層進むことが期待できます。

全国どこに住んでいても、在宅療養を希望する親、介護を担う子どもが、もっと安心して当たり前に自宅で過ごせるようになる日が来ると信じています。

終末期は決断の連続

親の介護中は、何が起こるか予測ができません。急な病気の発症、急な転倒・骨折、緊急入院、緊急手術……。そのたび、親本人も家族も決断を迫られることになります。

50代で若年性認知症を患い、在宅介護を経て特別養護老人ホーム（特養）で暮らしていた79歳のNさん（男性）はさまざまな持病も抱えており、「手術が必要になったとしても受けたくない、延命処置はしたくない」と元気な頃から言っていました。

ある日、施設から一人娘のところに電話が入り、Nさんが2日ほど食欲がなく、ほとんど食べていないと連絡がありました。心配になった娘さんが父親を病院へ連れて行くと、重篤な胆嚢炎で胆嚢に石がゴロゴロたまっており、肝機能障害もあるのですぐに応急処置をしたほうがいいと説明されました。

その日のうちに、部分麻酔をして腹部にドレーン（管）を挿し、胆嚢炎のための処置を行いました。そこで、炎症が治まるまでの間、身体拘束をしていいかどうかと病院から娘さんに確認の連絡が入りました。ドレーンが抜けるとさらなる感染を起こして大変なことになるため、NOという決断はできませんでした（決断1）。

ドレーンによる応急処置は、何度も繰り返すことができないので、病状が落ち着いたら根本的な治療として、全身麻酔をして腹腔《ふくくう》鏡下胆囊摘出術をするしかないと主治医から告げられました。高齢者の場合は、全身麻酔をするとそれ自体が肺や心臓に負担をかけ、生死を分ける可能性があります。Nさんがそれに耐えられる体力があるのかどうかすぐには判断できず手術のことは保留にしていました。なぜなら、Nさんは1カ月入院し、その間に足腰が弱って嚥下機能もガクンと低下してしまったからです。

退院後、1カ月も経たないうちに、また施設から娘さんに緊急連絡が入りました。40℃の熱が出て下がらないので救急車を呼ぶかどうするか、と問われました。Nさんは、施設のスタッフに「救急車にも乗りたくないし、手術もしたくない」と話していたのですが、娘は慌てて救急搬送を依頼しました（決断2）。

高熱の原因は感染症で、前回の1カ月の入院で免疫力が低下してしまったために発症したのです。さらに2週間の入院が必要になり、同じことを繰り返さないためにも、保留にしていた全身麻酔をして腹腔鏡下胆囊摘出術をするか、しないかを早急に判断してほしいと主治医から言われてしまいました。

ここで手術を選んで乗り越えたとしても、その後しばらくは入院が必要です。その間に足腰が弱って寝たきりになり、誤嚥性肺炎などを起こして死に至る可能性もあります。しかし手術をしない選択をしたら状態が良くなるめども立たず、再び炎症が起きるかもしれないし、全身に菌が回って敗血症を起こし、最悪の場合は亡くなるかもしれません。

悩みに悩んだ娘さんは、以前Nさんのかかりつけ医であった私のところに相談に来ました。私は、入院先の主治医が手術を勧めてくるということは、全身麻酔に耐えられる見込みが多少なりともあるからだろうと伝えました。もし、全身麻酔が命の危険を及ぼす可能性が高ければ、最初から手術という選択肢はないからです。

私の認識では、85歳くらいまでは全身麻酔による手術を受ける人が少なくありません。なかには90代で手術した例もありますが、その患者の持病や心肺の強さにもよるので、とても難しい判断になります。

ただ、手術をしてもしなくても長期入院が予想され、落ち着いたとしても療養型の病院に移り、再び施設に戻れる可能性は低いかもしれません。また、日常生活への復帰に向けてリハビリをする際に、手術を受けて炎症を取り除いてからする場合と、炎症を抱えたままの場合では、リハビリに差が出てきます。手術をせずにリハビリをするとなると、リハビリ専門のスタッフは腫れ物に触るような対応をせざるを得ません。

その後、娘さんはNさんに手術をしてもらう選択をしました（決断3）。Nさんも交えて話し合いましたが、重度の認知症であるNさんがこの決断をどの程度理解していたかは分かりません。娘さんとしては手術を受けて少しでも元気になる可能性があるならば、と藁《わら》をもつかむ思いで出した決断でした。

幸いにも、Nさんは全身麻酔による手術を乗り越えられました。ところが、術後の入院中に尿路感染症を起こしてしまいました。尿路感染症は、尿路に細菌が感染して炎症が起こり、さまざまな症状が現れます。特に高齢者は、免疫機能の低下や基礎疾患の存在、膀胱の筋力の低下などが原因で起こりやすい疾患です。常時オムツを使用していたNさんは、以前から尿路感染を起こすことがあり、そのたびに抗生物質を服用して症状を抑えてきました。しかし、そのときのNさんは高熱が続き、非常に危険な状況になったのです。

娘さんは主治医から昇圧薬の投与や人工呼吸器装着の話をされ、至急の決断を迫られました。延命処置はしたくないと言っていたNさんの言葉を思い出した娘さんは、これ以上の負担を負わせたくない思いから、すべての治療を断ることにしたのです（決断4）。その5日後、Nさんは尿路感染症に起因する敗血症で息を引き取りました。

その後、Nさんの娘さんは私のところに報告に訪れ、「父の希望を素直に受け入れることはとても難しかったです。でも、全身麻酔の手術を受けてもらったことに後悔はないし、それで父が元気になった姿を見られたので、あのときの決断は間違っていなかったと思います」と、長きにわたる父親の介護をやり遂げた充足感に満ちた表情で話してくれました。

これは、終末期における親の意向を前もって聞いていても、判断が難しい局面にたびたび遭うことがあるというケースです。時間的な猶予があるなかの選択ばかりではなく、緊急で決断を迫られることも少なくありません。親自身は延命処置をしたくないとはっきり周囲に伝えていても、子どもはもう少し方法があるかもしれない、手術をすればまた元気になるかもしれない、という期待を抱いてしまうものです。

ただ、高齢者の場合は、該当の疾患の手術が成功したとしても、それとは別の原因で亡くなることも珍しくありません。一つ乗り越えたと思っても、すぐに次の壁が立ちはだかり、熟考する間もなく決断を迫られることもあります。

終末期医療に対する考え方は、患者の価値観や人生観が反映されるため、人によって大きく異なります。可能な限り苦痛を減らして穏やかに過ごしたいという人がいる一方、最期まで諦めず、わずかでも治療の可能性があるなら積極的な治療を受け続けたいと願う人もいます。

また、一人の患者についても希望は一定ではなく、時には大きく揺れ動くこともあります。積極的な治療を希望していた人が、苦痛の軽減を優先するようになるなど、状況によって患者の考えはしばしば変化します。

常日頃から終末期について深く考え、結論に至っている人はあまり多くありません。人生の最期を見つめる日々のなかで、初めて考える事柄は多いはずです。最期の日々をどのように過ごすか、どのような医療を選択すべきか、大半の患者は悩み、迷います。それは、患者本人だけでなく、それを支える家族にも同じことがいえます。どの判断が正しいかはやってみないと誰にも分からないし、出した答えに後悔をすることもあるかもしれません。しかし、どのような最期を迎えたとしても、親に寄り添って出した決断であることに間違いはありません。私は「ありがとう」と親に感謝の気持ちを伝えて、見送ることが正解なのだと思っています。

おわりに

私は医学部を卒業したあと、数々の病院で勤務をしてきましたが、1987年から在籍し、神経内科医を究める決断をした旧国立泉北病院での経験が、現在の私につながる転機となりました。

神経内科では、ALSやパーキンソン病など完治することがなく進行していく疾患の患者を多く担当していました。当時は介護保険制度がない時代だったため、患者たちが最期まで自宅で過ごしたいと望んでも、在宅では医療水準が満たされなかったり、家族の支援が足らなかったりして、病院で最期を迎える患者が多かったのです。

この経験から、自身がクリニックを開業した際には、担当した患者が在宅医療を希望する場合、できる限り協力することを決めていました。

1996年のクリニック開業時は、介護保険制度どころか、現在のような医療や福祉関係者の橋渡しをしているケアマネジャーも存在しませんでした。手探りのなかで前職から引き継いだ、神経内科の患者たちの在宅医療に関わるようになったのです。

2000年に介護保険制度が制定され、2005年の制度改正で地域包括支援センターの創設や地域密着型サービスの提供など、地域で高齢者を支えていく地域包括ケアシステムの整備が進みました。在宅支援のための介護サービスも充実し、在宅介護や自宅での看取りは決して難しいことではなくなってきています。

地域の在宅医療に関わりながら、親の終末期において、準備不足や予備知識不足によって後悔をする子どもをたくさん見てきました。親の看取りは人生でそう何度も経験することではないからこそ、人の病気が進行して亡くなっていくまでのプロセスを、一人でも多くの人に知ってもらいたいと思ったことが、本書を執筆した理由です。

誰もが避けては通れない親の死において、どのような最期を迎えるのか事前に知っておくことができれば、その時々の迷いが少なくて済むだろうと思います。

もちろん、人によって病気や症状、終末期の迎え方はさまざまで、想像もしていなかった急な判断を迫られることもあります。どれだけ予備知識があったとしても、決断に迷うのは当然のことですが、そのようなこともあると知っておくだけでも、心構えが違ってくると思うのです。

また、選択を迷ったときは、地域の相談できる窓口を知っておくこと、相談できる人を持っておくことの重要性を繰り返し述べてきました。それは、地域包括支援センターのような公的機関でもいいですし、親のかかりつけ医のような医療機関でもいいのです。特に親のかかりつけ医とは、親が元気なうちから顔を合わせ、いざというときに相談しやすい関係性を作っておくことが理想です。

親が望む理想的な看取りに向けて、親が元気なうちから、最期をどこでどのように過ごしたいのかを家族で共有したいと丁寧に伝えて、話しやすい雰囲気を作っておくことを強くお勧めします。それこそが、国が推奨するＡＣＰ（アドバンス・ケア・プランニング）にもつながります。

親の最期について話し合うことはタブーと感じている人も多いと思いますが、いつか必ず迎える最期に向けて、なんの予備知識も心構えも持たず、成り行き任せの判断をすることのほうが、大きな後悔を残してしまいがちです。本書では、私が見てきた理想的な看取りだけでなく、後悔の残る看取りも紹介しました。子ども世代のみなさんが、親の介護をきっかけに本書を手にとってくださっているならば、話し合いの糸口として、これだけの終末期や看取りのケースがあるんだよ、と親に伝えるのも一つの方法です。

これから親の介護に関わる人も、今、介護を頑張っている人も、思いを残すことなく最期は笑顔で見送れることを心より願っています。そして、いずれ訪れる自身の最期についても考える機会になれば幸いです。

嶋田一郎（しまだ いちろう）

1960年生まれ。大阪市立大学医学部卒業後、大阪市立大学医学部附属病院第2内科に入局。その後、長野県の佐久市立国保浅間総合病院にて内科医として地域医療に従事。さらに旧国立泉北病院の神経内科にて約10年間の勤務を経て、1996年に嶋田クリニックを開業。通院できなくなった患者を訪問診療しており、開業後も医療と地域との連携を考えた在宅診療を実践、現在も通院が困難な患者の訪問診療に注力している。大阪府保険医協会議長・地域医療対策部部長、「三つ葉の会」（堺市南区周辺の多職種連携推進の会）会長、大阪府介護支援専門員（ケアマネジャー）協会堺支部南区地区顧問、堺市認知症サポート医、日本内科学会・総合内科専門医、日本神経学会・神経内科専門医。前著には『医師は40歳までに「病院」を辞めなさい　超高齢社会に必要な町医者のススメ』（幻冬舎メディアコンサルティング）がある。

本書についての
ご意見・ご感想はコチラ

嶋田先生
親の介護ってどうすればいいんですか？

二〇二五年三月二四日　第一刷発行

著　者　嶋田一郎
発行人　久保田貴幸
発行元　株式会社　幻冬舎メディアコンサルティング
〒一五一-〇〇五一　東京都渋谷区千駄ヶ谷四-九-七
電話　〇三-五四一一-六四四〇（編集）
発売元　株式会社　幻冬舎
〒一五一-〇〇五一　東京都渋谷区千駄ヶ谷四-九-七
電話　〇三-五四一一-六二二二（営業）
印刷・製本　中央精版印刷株式会社
装　丁　弓田和則

検印廃止
 ISBN 978-4-344-69350-0 C0047
幻冬舎メディアコンサルティングＨＰ　https://www.gentosha-mc.com/